Mincir en beauté
grâce à la Morpho-nutrition

Du même auteur, aux Éditions Albin Michel

230 recettes gourmandes pour mincir sur mesure, 2000
La Cuisine saveur pour mincir en beauté, 2002
Mincir sur mesure grâce à la Chrono-nutrition, 2005
Le Régime starter, 2006
Mincir gourmand Spécial Chrono-nutrition, 2007
La Chrono-nutrition spécial Ramadan, 2007
La Chrono-nutrition spécial cholestérol, 2008

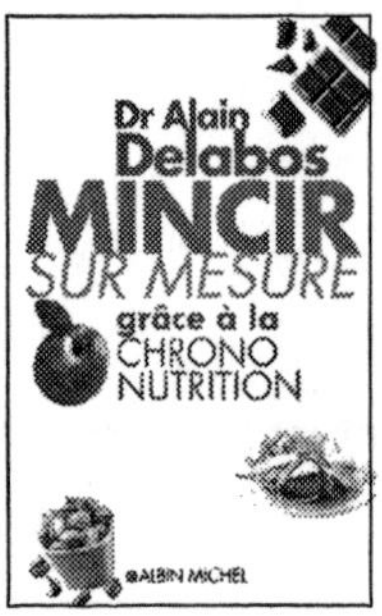

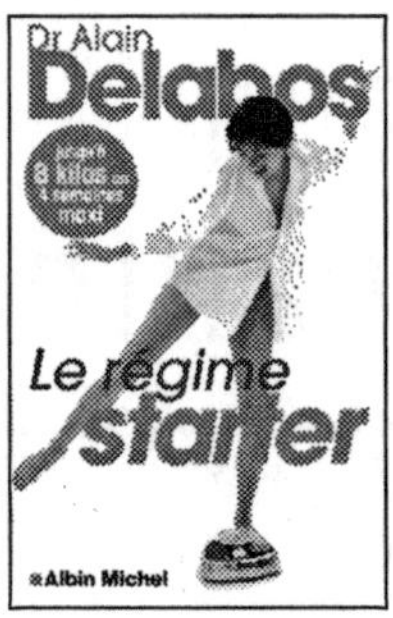

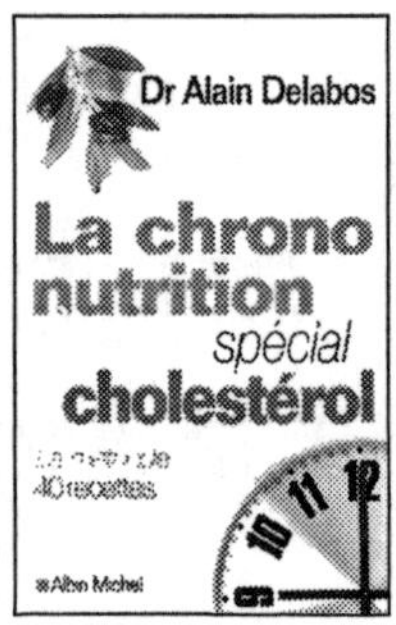

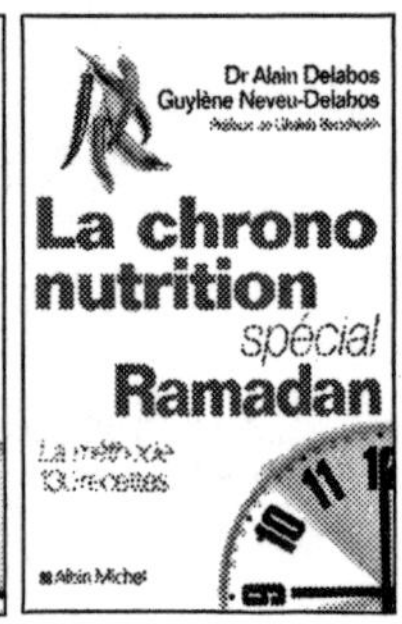

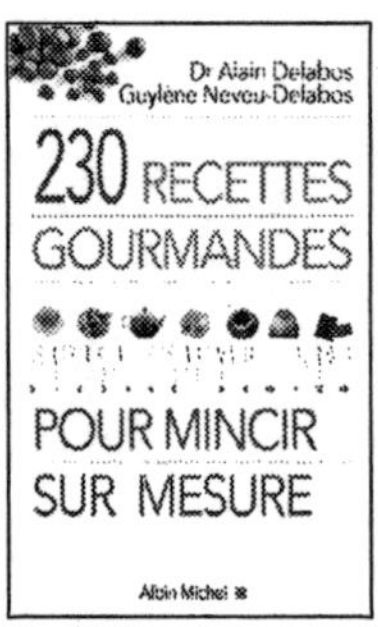

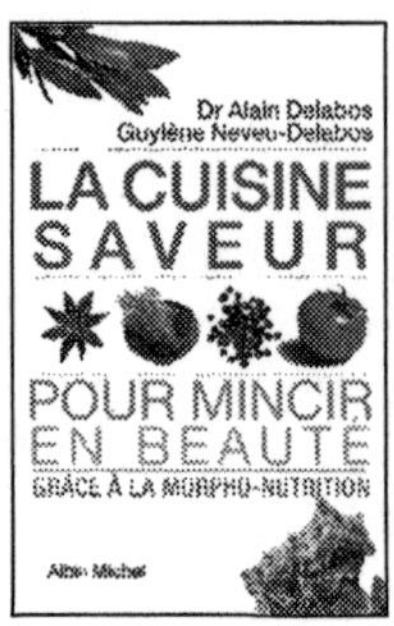

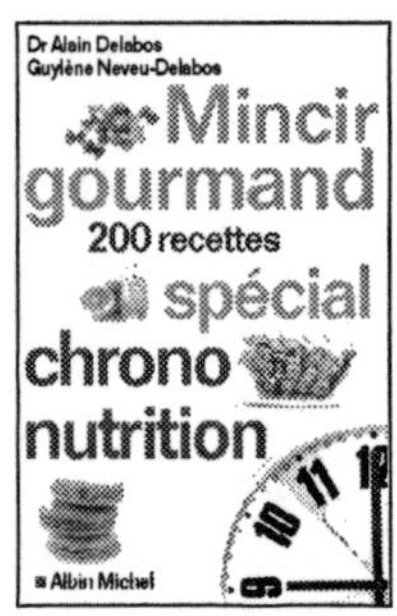

Dr Alain Delabos

Mincir en beauté grâce à la Morpho-nutrition

Albin Michel

Les termes « Chrono-nutrition », « Morpho-nutrition » et « Chrono-régime » sont des marques deposées

IREN'S
Institut de Recherche Européen sur la Nutrition et la Santé
3, rue de la Pie, Place du Vieux-Marché, 76000 Rouen
Téléphone (centralisé) : 02 35 73 09 23
http://irens.free.fr

Forum : www.alaindelabos.com
Site forme et beauté : www.la-chrono-nutrition.fr
Site santé-beauté · www.chrono-bienetre.com

Pour des raisons de lisibilité, nous avons choisi d'écrire les marques déposées avec une majuscule, sans les faire suivre du signe ™.

1 grand verre = 15 cl

Les recettes citées dans cet ouvrage sont extraites des livres
230 recettes gourmandes pour mincir sur mesure
La Cuisine saveur pour mincir en beauté
Mincir gourmand Spécial Chrono-nutrition

Sommaire

Introduction

Pour celles et ceux qui m'ont déjà lu.

En 1999 mon premier livre *Mincir sur mesure* mettait à la disposition du public la possibilité de pouvoir enfin maîtriser ses formes et son poids sans faire de régime. Grâce à mes années de recherche et de travail sur la nutrition, ce premier ouvrage vous a fait découvrir une nouvelle habitude alimentaire au quotidien vous permettant de retrouver un corps en bonne santé, sans vous contraindre à des règles trop austères et donc impossibles à suivre. Vous avez appris à maîtriser votre appétit en réduisant vos excès, tout en compensant d'éventuelles carences.

Aujourd'hui, nous irons plus loin *en complétant la Chrono-nutrition par la Morpho-nutrition*... Si la *Chrono-nutrition* permet de gérer l'équilibre physiologique pour vous amener à la minceur et au bien-être, la *Morpho-nutrition* peut faire encore plus en vous aidant les uns et les autres à mieux connaître votre corps. Mettant à votre disposition la morphométrie, elle vous permettra de mesurer vos éventuelles imperfections et de gérer ensuite votre beauté comme vous l'entendez, en corrigeant non seulement vos rondeurs mais également vos manques.

Vous pourrez ainsi vous sentir au mieux de vos formes et remodeler votre corps à votre gré. Le rêve de Pygmalion est à votre portée... À condition de vérifier quelles sont les imperfections de votre silhouette, puis de les corriger définitivement en adoptant sans souffrir une gestion encore plus précise de votre alimentation.

... Et pour celles et ceux qui ne l'avaient pas encore fait.

Pour vous il s'agira d'apprendre à vivre autrement, en allant à l'encontre des idées reçues, et bousculer vos mauvaises habitudes en oubliant toutes les sottises que vous avez pu lire ou entendre de toutes parts.

Quand on est mal dans sa peau et mécontent de son corps, on a toujours tendance à accuser son métabolisme et à croire que rien ne peut y faire. Alors qu'en réalité, nos habitudes sont pratiquement toujours responsables de notre silhouette. Pour devenir ce que vous avez toujours rêvé d'être, vous allez devoir oublier vos réflexes, certes souvent agréables mais catastrophiques pour votre santé et votre silhouette. En adoptant la *Morpho-nutrition* vous allez retrouver facilement et sans souffrir la forme et des formes de rêve.

Et pour vous aider dans cette démarche, j'ai exploré tous les moyens mis depuis quelques années à votre disposition pour combattre les imperfections de votre corps : appareils, cosmétiques et compléments alimentaires, dont j'ai sélectionné sous le label *Chrono-nutrition* ceux qui me paraissent les plus efficaces.

Les bases de la Chrono-nutrition

Mise à jour ou apprentissage

Le but de la *Chrono-nutrition* est de satisfaire, chaque jour, aux besoins en énergie de notre organisme, afin de parfaitement équilibrer notre métabolisme.

Résultat d'une Chrono-nutrition bien suivie les protéines et les graisses seront déstockées aux endroits du corps où leur accumulation est souhaitable et stockées là où elles manquent. La récompense sera alors une silhouette parfaitement équilibrée associant gracieusement des rondeurs et des creux comme une belle écriture comporte des pleins et des déliés.

Même si vous avez déjà lu un ou plusieurs de mes ouvrages, ne sautez pas ce chapitre de rappel, car dans chaque nouveau livre j'ajoute les derniers progrès dans la connaissance et la maîtrise de votre métabolisme.

Il ne serait donc pas prudent de sauter ce chapitre en étant trop pressés d'aller au mode d'emploi, ce qui vous semblera suffisant, en oubliant l'essentiel : comprendre pourquoi et comment vous allez pouvoir maîtriser à tout jamais vos formes et rester belles et beaux aussi longtemps que vous suivrez mes conseils.

Si ***Mincir sur mesure*** est l'outil indispensable pour qui veut s'atteler de manière sérieuse à ma méthode et en comprendre les fondements, voici tout de même les quelques notions de base à connaître avant d'entreprendre quoi que ce soit.

La *Chrono-nutrition* est l'art et la manière de manger les aliments qui conviennent aux moments de la journée où ils seront les plus utiles. Il s'agira de répartir de manière raisonnée les aliments et les proportions en fonction de l'heure, de votre activité, de votre taille et de l'intensité de votre appétit.

■ Mangez correctement, en suivant votre horloge biologique

L'important c'est de manger :
- gras le matin ;
- dense le midi ;
- sucré l'après-midi ;
- léger le soir.

Grâce à ce schéma nutritionnel, vous démarrerez la journée en offrant à votre corps la quantité de lipides nécessaire pour tenir toute la matinée. Le fait de manger dense à midi et sucré au goûter vous permettra de contrôler votre faim en vous empêchant de grignoter à toute heure de l'après-midi. De plus, cela vous évitera de trop manger le soir, erreur très répandue qui conduit forcément à une prise de poids intempestive.

De manière générale, la composition des repas se fera donc ainsi :

- *petit déjeuner* :
  fromage
  pain
  beurre

- *déjeuner* :
  viande
  féculents

- *goûter* :
  gras végétaux
  fruits ou dérivés sucrés

- *dîner* :
  poisson ou fruits de mer
  ou un peu de viande blanche
  légumes verts

Notez bien cette association d'un aliment fondamental contenant des corps gras et des protéines (fromage le matin, viande le midi, gras végétal au goûter, poisson le soir) et d'un aliment complémentaire contenant du sucre, des fibres et de l'eau (pain le matin, féculents le midi, fruits au goûter et légumes le soir), indispensables pour assurer un bon équilibre de chaque repas.

■ *Mangez au bon moment*

Il faudra, en effet, respecter certains horaires, mais attention, tout dépendra de vos périodes d'activité, auxquelles il faudra adapter le moment de vos repas.

Il faudra donc gérer votre programme alimentaire quotidien en fonction de votre rythme de vie, en évitant de penser matin, midi, après-midi et soir, car vous pouvez très bien subir de grandes variations dans vos horaires d'activité.

Rassurez-vous, c'est très simple : quelle que soit l'heure de votre lever, c'est celui-ci qui va déterminer l'échelonnement de votre programme nutritionnel quotidien.

Alors oublions matin, midi, après-midi et soir et prenons tout simplement nos repas selon le processus suivant :

– dans l'heure qui suit le lever prenez le petit déjeuner ;

– dans les 4 à 6 heures qui suivent mangez votre déjeuner ;

– au moins 5 heures après le déjeuner et aussi tard que vous le voudrez faites un goûter ;

– vous dînerez à la fin de votre journée d'activité, mais seulement si vous avez faim.

Le déroulement de la journée

Voici comment se découpe la journée selon la Chrono-nutrition. Ensuite, grâce à la *Morpho-nutrition*, rien ne vous empêchera de jouer sur les quantités de base proposées pour augmenter ou diminuer les volumes de votre corps.

En veillant à respecter la règle suivante .

– **on pèse en grammes les aliments d'origine animale, le pain et le chocolat,**

– **on mesure en grosses cuillerées à soupe les végétaux**.

■ *Le petit déjeuner*

Le petit déjeuner constitue **les fondations de la journée.** Vous regretteriez toute la journée un petit déjeuner trop léger ou bâclé. C'est le repas-clé de la journée : il vous préservera du fameux coup de pompe de fin de matinée et vous évitera d'avoir faim toute la journée.

Quels que soient votre heure de lever, l'activité que vous avez prévue dans la journée et le temps dont vous disposez pour manger le matin : **ne le négligez pas.** C'est la première règle essentielle d'une alimentation quotidienne équilibrée.

L'important est donc de **manger gras** le matin.

Menu du petit déjeuner
(pour une personne de 1,70 m)

Que les jours soient d'activité ou de repos il faudra :
- 100 g de fromage
- 20 g de beurre

Auxquels on ajoutera :
- 70 g de pain les jours d'activité
- 50 g de pain les jours de repos

- thé, café, infusion, tisane, eau plate ou pétillante à volonté, sans sucre ni édulcorant ni lait.

Ce petit déjeuner permet de garder un excellent capital calcique. De plus, le corps aura à sa disposition tout le cholestérol dont il a besoin pour fabriquer les parois de ses cellules. Mais il va falloir vous passer de vos chers yaourts du matin.

Cholestérol

Votre corps a besoin de cholestérol pour se reconstruire, on le sait. Mais il ne se reconstruit pas au même rythme 24 heures sur 24 et c'est la grande découverte de la Chronobiologie nutritionnelle.
Dans les heures qui suivent le lever, le métabolisme du cholestérol est à son maximum d'activité.
Dans les 4 à 6 heures qui suivent, la demande en corps gras se reproduira, moins forte, tandis que celle en protéines sera à son point fort.
En fin d'après-midi ou de journée, il apparaît dans le sang un petit pic d'insuline. Les sucres en faible quantité seront les bienvenus, mais il sera trop tard pour charger son corps en lipides saturés et en protéines, à moins qu'on ne désire les stocker !

Vous détestez le beurre ? Ne le remplacez surtout pas par de la margarine. Augmentez tout simplement la part de fromage de 20 g, ou mieux : remplacez-le par 3 cuillerées à café d'huile d'olive.

La part de pain, de fromage et de beurre qui correspond à vos besoins en énergie variera en fonction de votre taille. Ne vous perdez pas dans de savants calculs et consultez ce petit tableau :

Menu du petit déjeuner (jours d'activité)
Proportions à respecter en fonction de votre taille

Taille	Fromage	Pain	Beurre
1,90 m	140 g	90 g	10 à 20 g
1,80 m	120 g	80 g	10 à 20 g
1,70 m	100 g	70 g	10 à 20 g
1,60 m	80 g	60 g	10 à 20 g
1,50 m	60 g	50 g	10 à 20 g

Attention ! Il n'est pas question de modifier ce petit déjeuner sous prétexte qu'on a besoin de fraîcheur ou autre fantaisie saisonnière sortant de l'apport nécessaire en gras le matin.

Choisissez tous les fromages que vous voudrez, toujours le plus gras possible, qu'ils soient secs, mous, frais ou fermentés, tout autre laitage, y compris le fromage blanc, étant formellement interdit.

Si vous avez faim :

– moins de 4 heures après votre petit déjeuner : celui-ci n'est pas assez consistant.

- Si vous n'êtes pas très actifs, augmentez simplement le fromage de 20 g ;
- Si vous êtes actifs, augmentez le pain de 10 g ;

– plus de 6 heures après votre petit déjeuner : il est trop abondant.

- Si vous n'êtes pas très actifs, réduisez le pain de 10 g sans réduire le fromage ;
- Si vous êtes actifs, réduisez le fromage de 20 g et le pain de 10 g ;

Dans les deux cas, on ne modifiera pas la quantité de beurre ou d'huile d'olive, que ce soit en plus ou en moins.

Si la matinée est trop longue

Exceptionnellement, si vous devez déjeuner très tard et que votre matinée est trop longue, vous pouvez manger dans l'heure qui précède votre déjeuner :

- 1 banane fraîche ou 2 bananes séchées

ou

- 1 grosse cuillerée à soupe de graines (noix, noisettes, noix de pécan, cacahuètes ou pistaches, par exemple).

Si vous n'êtes pas des fanatiques des fromages, vous pouvez essayer les deux autres petits déjeuners que je vous propose. Mais attention, mesdames et mesdemoiselles ne vous ruez pas sur la charcuterie tous les matins ; dans les deux cas le petit déjeuner, bien que gras, n'est pas assez riche en calcium, dont vous avez un besoin vital pour vous protéger de l'ostéoporose.

Petit déjeuner à l'anglaise

- 3 œufs sur le plat
- 3 tranches de bacon
- 3 tartines de pain complet bien beurrées
- thé à volonté, sans sucre ni édulcorant

Petit déjeuner à l'allemande

- 2 œufs brouillés ou en omelette
- 2 saucisses (de Strasbourg, par exemple)
- 1 tranche de petit salé
- 70 g de pain de campagne
- café à volonté, sans sucre ni lait ni édulcorant

■ *Le déjeuner*

Il faut donner à votre organisme de quoi remplir ses cellules, essentiellement composées de protéines, et de quoi renouveler ses stocks de globulines, sans oublier ce carburant rapide qu'est le glucose, contenu dans des aliments permettant sa libération progressive.

Votre repas sera donc composé essentiellement de protéines animales (viande), accompagnées de sucres lents (féculents).

Pour savoir quelle quantité de viande vous pouvez manger le midi, tout dépendra de votre faim et de votre activité de la journée. Au minimum, mangez l'équivalent en grammes de votre taille en centimètres, au maximum 100 g de plus.

Par exemple, si vous mesurez 1,70 m :

- si vous êtes très sédentaire vous pouvez vous contenter de 170 g de viande au déjeuner ;

- au contraire, si vous êtes très actif et/ou si une faim incontrôlable se fait sentir, vous calmerez votre appétit avec 270 g de viande.

Selon votre faim et l'activité qui suivra, vous pouvez donc augmenter ou diminuer cette part de viande, le minimum étant votre hauteur et le maximum correspondant à 100 g de plus que votre hauteur.

Mais faites attention, si vous n'avez pas eu votre part de viande suffisante au déjeuner vous aurez des fins de journée difficiles.

Toutes les viandes sont autorisées, cuites comme vous le souhaitez, en sauce ou pas, de même que les charcuteries ou les œufs.

Ainsi, pour changer, vous pouvez décider de faire un déjeuner d'œufs. Comptez 4 œufs, si vous mesurez 1,70 m et 3 œufs, si vous mesurez 1,60 m. En principe, on ne peut manger des œufs qu'une fois par semaine mais certaines personnes les supportent très bien. Si c'est votre cas, vous pouvez manger des œufs tous les jours si cela vous chante. Vérifiez que votre cholestérol et votre taux de créatinine ne montent pas. Mais attention, réservez-les pour le midi !

Menu du déjeuner

• Viande :

• minimum sa hauteur en cm convertie en grammes soit pour une personne de 1,70 m : 170 g

• maximum 100 g de plus que sa hauteur soit pour une personne de 1,70 m : 170 + 100 = 270 g

• 4 grosses cuillerées à soupe de féculents ou céréales (riz, pâtes, pommes de terre, légumes secs...)

Mais attention, suivez la règle des 3 rien : rien avant le plat, rien avec le plat, rien après le plat

Donc :

pas d'entrée
pas de salade
pas de fromage
pas de dessert
pas de vin
pas de pain (sauf s'il remplace la part de féculents, dans ce cas 50 g maxi, soit 1/4 de baguette)

Les viandes

• Viandes rouges

Agneau
Bœuf
Cheval
Mouton
Abats (langue, rognons, foie...)

• Viandes blanches

Porc
Veau
Lapin
Volaille (canard, poulet, dinde, pintade...)

• Viandes noires

Gibier

Il est indispensable de varier le choix des viandes. Si vous mangez tous les jours la même viande, non seulement vous vous en lasserez, mais vous risquez rapidement d'avoir des carences dans certains domaines et des excès dans d'autres. Il n'est pas recommandé, par exemple, de manger des abats plus de deux fois par semaine.

Pour accompagner la viande (ou la charcuterie, ou les œufs), régalez-vous en moyenne de 4 grosses cuillerées à soupe de féculents ou à la rigueur de céréales.

Les uns comme les autres seront évidemment mesurés cuits et non crus, sous peine d'exagérer plus que confortablement les quantités souhaitables.

Et il n'est pas souhaitable d'exagérer la fréquence des céréales dans votre repas du midi. Celles-ci faisant déjà partie de votre petit déjeuner, en reprendre au déjeuner vous empêchera de manger des féculents, ce qui déséquilibrera vos apports quotidiens corrects en végétaux variés.

À ce sujet vous savez qu'il est officiellement recommandé de manger 5 fruits et légumes différents chaque jour, ce qui mérite la petite correction apportée ci-dessus : il sera en effet sans aucun doute préférable pour votre santé de manger 5 végétaux différents, se déclinant ainsi :

- Céréales le matin ;
- Féculents ou accessoirement céréales le midi ;
- Gras végétaux et fruits au goûter ;
- Légumes le soir.

Les féculents

En dehors des céréales, tous les végétaux susceptibles de produire de la farine sont des féculents :
– riz (blanc, complet, sauvage...) ;
– pommes de terre (à l'eau, au four, en purée, frites, sautées...) ;
– légumes secs (lentilles, flageolets, cocos, soissons, pois cassés, haricots rouges, pois chiches...) ;
– légumes frais (petits pois, fèves fraîches...).

Les céréales

– pâtes (fraîches et sèches) ;
– semoules (de blé, couscous, de maïs...).

Mais une personne d'1,60 m n'a pas les mêmes besoins en énergie qu'une personne d'1,80 m. Pour savoir exactement à quelle quantité de féculents ou de céréales vous avez droit à l'heure du déjeuner, reportez-vous au tableau suivant :

Quantité moyenne de féculents cuits ou de céréales à respecter
en fonction de votre hauteur

Votre taille	Quantité de féculents ou de céréales
2 m	7 grosses cuillerées à soupe : 100 g
1,90 m	6 grosses cuillerées à soupe : 90 g
1,80 m	5 grosses cuillerées à soupe : 80 g
1,70 m	4 grosses cuillerées à soupe : 70 g
1,60 m	3 grosses cuillerées à soupe : 60 g
1,50 m	2 grosses cuillerées à soupe : 50 g

Les sauces

Toutes les sauces vous sont autorisées, la mayonnaise étant cependant réservée au repas du midi (et au petit déjeuner si cela vous tente !), sans dépasser 1 à 2 cuil. à soupe.

Déjeuner restreint en viande, ou sans viande

• Poisson obligatoirement gras : sa hauteur (170 g pour 1,70 m)
+
• Viande au choix : sa hauteur (170 g pour 1,70 m)
ou
• Œufs (omelette, brouillés, au plat, durs, mollets...) :
2 à partir de 1,50 m, + 1 par 10 cm de plus en hauteur
+
• de préférence des féculents riches en protéines végétales (légumes secs, petits pois, flageolets, fèves fraîches) ou des céréales (pâtes, semoules)

À l'attention des « anti-viande » : si vous voulez vraiment une jolie silhouette ne dites plus non à la viande.

Une alimentation sans viande donnera immanquablement une silhouette en Chéops (rien en haut, tout en bas, comme nous le verrons plus tard).

De plus, céder au végétalisme provoque des états de fatigue, allant de la simple somnolence à l'épuisement complet, s'accompagnant de modifications de l'humeur pouvant aller d'un simple état tristounet à la dépression aiguë.

Alors, prenez le temps de bien déjeuner, tenez-vous-en, de préférence, au plat unique (ni entrée, ni salade, ni fromage, ni dessert) et si vous avez très faim, augmentez la part de viande, jamais celle des féculents.

■ *Le goûter*

Étape clé de la journée, il doit compenser l'apport en énergie dépensée par notre organisme depuis le midi. Et si nous n'avons plus d'efforts à faire après l'avoir pris, il devrait clore la journée : **le goûter est aussi indispensable que le dîner est facultatif.**

Notre plus grand tort est d'avoir sous-estimé ce goûter. Il est, de loin, le meilleur moyen de répondre au signal d'hypoglycémie plus ou moins tardif envoyé par notre organisme en fin d'après-midi. C'est pour cela que ce goûter sera le même pour tout le monde. Mais c'est l'heure du goûter qui variera en fonction de votre faim. Fiez-vous à l'apparition de votre appétit et n'oubliez pas de le satisfaire. Goûtez ! Cela vous permettra de ne pas terminer une journée harassante épuisé ou de fort mauvaise humeur... ou les deux, et de ne pas vous ruer sur la nourriture en rentrant chez vous le soir.

De quoi sera fait ce goûter ? Tout simplement de 20 g de gras végétaux purs (soit par exemple 30 g de chocolat), suivis de fruits, dans les quantités suivantes :

- 1 grosse pomme ou 1 pamplemousse ou 4 mandarines,
- ou 4 grosses cuillerées à soupe de petits fruits,
- ou 4 grosses cuillerées à soupe de compote,
- ou 4 grosses cuillerées à soupe de fruits coupés en morceaux,
- ou 4 grosses cuillerées à soupe de fruits préparés en salade,
- ou 2 grosses cuillerées à soupe de fruits secs,
- ou 2 grosses cuillerées à soupe de confiture, miel ou sirop d'érable,
- ou 2 verres de 15 cl de jus de fruits.

Menu du goûter

Gras végétaux :

- 30 g de chocolat noir
- ou 2 grosses cuillerées à soupe d'olives
- ou 2 grosses cuillerées à soupe de graines (noix, noisettes, cacahuètes, noix de pécan, pistaches...)
- ou 1 avocat au sucre ou en vinaigrette
- ou 1 grosse cuillerée à soupe de beurre de cacahuète

Fruits et dérivés sucrés :

- 4 grosses cuillerées à soupe de fruits frais
- ou 4 grosses cuillerées à soupe de compote ou salade de fruits
- ou 2 grosses cuillerées à soupe de fruits secs
- ou 2 pommes cuites
- ou 2 grosses cuillerées à soupe de confiture, miel, sucre ou sirop d'érable
- ou 2 grands verres de jus de fruits naturels
- ou 2 grosses cuillerées à soupe de crème de marron
- ou 3 boules de sorbet aux fruits

Les nouveaux venus, souvent prêts aux pires sacrifices sur l'autel de la diététique, seront agréablement surpris mais peut-être réticents devant cette collation synonyme pour eux des pires tentations. Je les engage vivement à ne pas sauter ce goûter par crainte de grossir. Celui-ci ayant comme le petit déjeuner, une composante coupe-faim (le gras végétal) fort utile pour éviter les appétits voraces de fin de journée.

Il n'y a pas vraiment d'heure pour goûter, seul votre appétit doit vous guider.

Votre goûter n'aura d'utilité que si vous avez réellement faim car dans le cas d'une simple gourmandise vous stockerez tout ce que vous aurez mangé. Apprenez à gérer ce moment pour qu'il soit un moyen d'apaiser votre esprit autant que votre faim.

L'heure des confiseries

Exceptionnellement, c'est à ce moment de la journée que l'on pourra s'offrir quelques petites douceurs, sans grands dégâts.

Dans ce cas, on remplacera la part de fruits par :
- 6 calissons d'Aix
- ou 3 marrons glacés
- ou 4 loukoums

Accompagnés d'1 grand verre de jus de fruits frais.

Le goûter se prend au moins 5 heures après le déjeuner. Mais vous pouvez le retarder autant que vous le souhaitez.

Si vous avez faim :

– moins de 5 heures après le déjeuner : c'est que celui-ci n'a pas été assez riche en viande. Ou que vous n'avez pas mangé suffisamment de fromage le matin ;

– plus de 6 heures après le déjeuner : votre recharge d'énergie a été largement suffisante, voire même exagérée. Mais attention ! Il n'y a « exagération » que si la faim vous quitte du goûter jusqu'au coucher.

Si l'appétit revient pour goûter moins de deux heures avant d'aller dormir, tant mieux. En faisant l'économie du dernier repas, vous accélérerez votre démarche vers la minceur et ce goûter remplacera le dîner. Mais n'augmentez pas ce goûter, vous prendriez le risque de trop stimuler votre pancréas et de provoquer une hypoglycémie en plein milieu de la nuit.

Petit moyen agréable de se soulager pour les personnes au transit paresseux :

Cocktail de fruits frais

Pour 1 personne
- 10 cl de jus d'ananas
- 10 cl de jus de pamplemousse
- 10 cl de jus d'orange
- 1 citron pressé

Par contre, si votre appétit a totalement disparu du déjeuner jusqu'au coucher, c'est que vous êtes manifestement trop bien nourri et il faudra alors revoir à la baisse le petit déjeuner, le déjeuner, ou les deux. Le goûter se situera le plus tard possible, quitte à remplacer le dîner, jamais l'inverse.

▪ *Le dîner*

Perçu par la plupart des gens comme une détente **le dîner ne doit en aucun cas être obligatoire.** En tout cas, il sera léger. Mais de grâce, si vous avez faim ne vous privez pas de dîner dans le but de maigrir.

Menu du dîner

- **Poisson : à volonté**

la moyenne raisonnable étant 100 g de plus que sa taille
soit pour une personne d'1,70 m : 170 + 100 = 270 g
- ou **Fruits de mer : à volonté**
- ou **Viande blanche ou volaille : 40 g de moins que sa taille en cm**

soit pour une personne d'1,70 m : 170 – 40 = 130 g

- **Légumes verts :**

4 cuillerées à soupe en moyenne (carottes, tomates et betteraves étant des légumes verts, bien que rouges ou oranges !) ou 1 assiette plate de salade verte

pas d'entrée, pas de pain, pas de fromage, pas de dessert.

On dînera donc seulement si on a faim, et à la mesure de sa faim.

Le dîner sera toujours plus riche en protéines animales qu'en végétaux. Mieux vaut ne pas manger le soir ou vous contenter d'un peu de poisson, que de faire un repas de légumes.

Quantité moyenne de légumes à respecter
en fonction de votre hauteur

Votre taille	Quantité de légumes
2 m	7 grosses cuillerées à soupe
1,90 m	6 grosses cuillerées à soupe
1,80 m	5 grosses cuillerées à soupe
1,70 m	4 grosses cuillerées à soupe
1,60 m	3 grosses cuillerées à soupe
1,50 m	2 grosses cuillerées à soupe

Le dîner sera donc constitué ainsi :

– poisson gras ou maigre, en sauce ou pas, ou fruits de mer ou les deux à volonté. N'hésitez surtout pas à déguster ces produits de la mer qui ne donnent ni fesses, ni taille, ni poitrine ;

– en accompagnement, en moyenne 4 grosses cuillerées à soupe de légumes verts, cuits ou crus, mais cette proportion est variable en fonction de votre taille tout comme la part de féculents l'est au déjeuner.

Si vous ne voulez pas faire un dîner de poisson, vous pourrez vous régaler de viande **exclusivement blanche** ou de volaille, à raison de 40 g de moins que votre hauteur en centimètres. Ce qui signifie qu'on calmera les grosses faims avec les produits de la mer et qu'on réservera les volailles ou la viande blanche aux petites envies.

Grâce à ce modèle de dîner, on exclura les viandes trop nourrissantes et on diminuera suffisamment la part de ces protéines trop denses, ce qui permettra d'éviter un stockage intempestif.

Contrairement à ce que nous pensions dans les années 90, manger les gras végétaux (chocolat, graines ou olives) à l'heure du goûter et faire un dîner de fruits en fin de soirée n'est pas la meilleure solution pour le soir, mise à part la soirée prolongée des étudiants (et des couche-tard !) où le fractionnement du goûter devra obligatoirement encadrer un dîner de poisson ou de fruits de mer.

La meilleure solution, si on a faim tardivement pour goûter, est de réduire celui-ci de moitié et d'attendre d'avoir faim pour dîner aussi tard qu'on voudra, quitte à faire un diner exclusivement de poisson 1/2 heure avant d'aller dormir.

Autre précision utile : ne sautez pas le dîner dans le but de mincir plus vite, mais seulement si vous n'avez pas faim !

Et si le poisson vous manque, mangez-le au déjeuner qui suivra en respectant les proportions que je vous ai déjà indiquées pour le repas réduit en viande :

Déjeuner restreint en viande

- Poisson obligatoirement gras : votre hauteur (170 g pour 170 cm)

+

- Viande au choix : votre hauteur (170 g pour 170 cm)

Comme vous le verrez dans le chapitre consacré aux différents morphotypes, je vous conseille de privilégier en fonction de votre silhouette soit les poissons maigres soit les poissons gras. Ce petit tableau des poissons les plus courants pourrait vous aider dans votre choix :

Les poissons

Poissons gras	Poissons maigres
Morue/Haddock	Sole
Maquereau	Limande
Saumon	Raie
Truite	Lieu
Hareng	Merlan
Sardine	Rouget
Thon	Brochet
Espadon	Colin
	Turbot
	Cabillaud
	Lotte

Voilà donc le schéma nutritionnel qu'il vous faudra quotidiennement respecter.

■ *Sachez faire la fête*

Tout au long de la semaine, vous aurez donc à respecter un schéma bien précis de menus et d'horaires. Mais ne désespérez pas, je vous offre **2 repas jokers**, au cours desquels tout vous est permis. Car si votre corps doit être en forme, votre tête doit l'être aussi... et je ne peux honnêtement vous refuser ce que je m'autorise chaque semaine avec bonheur !

Sans eux, les fins de semaine deviendraient insupportablement tristes. Alors, ne cherchez pas à être raisonnable. Vous l'avez été toute la semaine, il faut fêter cela !

Ces moments seront à la mesure de vos envies et de votre appétit. Une seule règle les régit : **ne pas en faire plus de deux par semaine**, et de préférence pas le même jour.

Entrées, desserts, apéritifs et vin à table pourront s'y succéder sans complexes suivis, si cela vous chante, d'un digestif... pourvu que vous ne preniez pas le volant ensuite !

La journée type pour une personne de 1,70 m

Attention : les quantités varient selon votre taille et votre activité physique. Remplissez votre feuille de journée type personnelle (page suivante) après avoir consulté les rubriques correspondant à ces repas.

Le petit déjeuner (voir p. 18)
- 100 g de tous les fromages qu'on voudra ;
- 70 g de pain, frais ou grillé ;
- 20 g de beurre doux ou salé ou 3 cuillerées à café d'huile d'olive ;
- thé, café, infusion, tisane, eau plate ou pétillante... sans lait ni sucre ni édulcorant.

Le déjeuner (voir p. 22)
- 200 à 270 g environ de viande blanche ou rouge, en sauce ou pas.
– ou 100 g de poisson et votre hauteur en viande ;
– ou 4 œufs en omelette, durs, mollets, brouillés...
- 4 grosses cuillerées à soupe de féculents (pâtes, riz, purée, frites...), chauds ou froids, même au beurre ou en vinaigrette. On peut remplacer par 50 g de pain.

Le goûter (voir p. 26)
Au moins 5 heures après le déjeuner et aussi tard qu'on voudra :
- **des gras végétaux :**
– 30 g de chocolat noir ;
– ou 2 grosses cuillerées à soupe de graines (amandes, noix, noisettes, pignons, sésame, noix de pécan, pistaches...) ;
– ou 2 grosses cuillerées à soupe d'olives ;
– ou 1 avocat au sucre ou en vinaigrette.
- **des fruits et dérivés sucrés :**
– 4 grosses cuillerées à soupe de fruits frais ;
– ou 2 grosses cuillerées à soupe de fruits secs (raisins, abricots, figues... mais pas de graines) ;
– ou 1 grosse pomme cuite avec confiture, miel, sirop d'érable, etc. ;
– ou 2 grands verres de 15 cl de jus de fruits naturels.

Le dîner (voir p. 28)
- si l'on n'a pas faim jusqu'au coucher : rien... à condition de penser à boire ;
- si l'on a une petite faim : poisson maigre ou fruits de mer à volonté, ou 130 g maximum de viande blanche, de préférence sans sauce ;
- si l'on a très faim : poisson gras à volonté, en sauce ou pas ;
- 4 grosses cuillerées à soupe de légumes verts toujours cuits en hiver, cuits ou crus en été, et qui peuvent être dans les deux cas en vinaigrette.

Les boissons
Je l'ai dit pour le petit déjeuner, et c'est valable pour toute la journée, tous les jours de la semaine, on boira à volonté : eau plate ou pétillante, thé, café, tisane sans lait ni sucre ni édulcorant et, bien entendu, aucune autre boisson, pas plus alcoolisée qu'artificielle. Donc pas de vin, à l'exception bien sûr des deux repas par semaine où tout est permis.

Deux repas joker par semaine
Pensez aussi que vous avez droit à deux repas joker dans la semaine et que vous pouvez à ce moment-là laisser libre cours à vos envies... Tout est permis.

La journée type personnelle

selon votre morphotype, votre taille, votre activité

Le petit déjeuner (voir p. 18)

- .... g de tous les fromages qu'on voudra ;
- .... g de pain, frais ou grillé ;
- .... g de beurre doux ou salé ou...... cuil. à café d'huile d'olive ;
- thé, café, infusion, tisane, eau plate ou pétillante... sans lait ni sucre ni édulcorant.

Le déjeuner (voir p. 22)

- .... g de viande, blanche ou rouge, en sauce ou pas.

– ou............... g de poisson ;
– ou............... œufs en omelette, durs, mollets, sur le plat, brouillés...

- .... cuil. à soupe de féculents (soja, lentilles, pois cassés, pois chiches, pâtes, riz, purée, frites...), chauds ou froids, même au beurre ou en vinaigrette. On peut remplacer par 50 g de pain.

Le goûter (voir p. 26)

À partir de 4 heures après le déjeuner et aussi tard qu'on voudra :

- **des gras végétaux :**

– 30 g de chocolat noir ;
– ou 2 grosses cuillerées à soupe de graines (amandes, noix, noisettes, pignons, sésame, noix de pécan, pistaches...)
– ou 2 grosses cuillerées à soupe d'olives
– ou 1 avocat au sucre ou en vinaigrette.

- **des fruits et dérivés sucrés :**

– 4 grosses cuillerées à soupe de fruits frais ;
– ou 2 grosses cuillerées à soupe de fruits secs (raisins, abricots, figues, dattes, pruneaux... mais pas de graines) ;
– ou 1 grosse pomme cuite avec confiture, miel, sirop d'érable, etc. ;
– ou 2 grands verres de jus de fruits naturels.

Le dîner (voir p. 28)

- si l'on n'a pas faim : rien, à condition de penser à boire ;
- si l'on a une petite faim : poisson maigre ou fruits de mer à volonté,

– ou...... g maximum de viande blanche, de préférence sans sauce ;

- si l'on a très faim : poisson gras à volonté, en sauce ou pas ;
- .... grosses cuillerées à soupe de légumes verts toujours cuits en hiver, cuits ou crus en été, et qui peuvent être dans les deux cas en vinaigrette.

Les boissons

Je l'ai dit pour le petit déjeuner, et c'est valable pour toute la journée, tous les jours de la semaine, on boira à volonté : eau plate ou pétillante, thé, café, tisane sans lait ni sucre ni édulcorant et, bien entendu, aucune autre boisson, pas plus alcoolisée qu'artificielle. Donc pas de vin, à l'exception bien sûr des deux repas par semaine où tout est permis.

Deux repas joker par semaine

Pensez aussi que vous avez droit à deux repas joker dans la semaine et que vous pourrez à ce moment-là laisser libre cours à vos envies... Tout est permis y compris entrée, dessert, apéritif et vin à table.

Quelques conseils

Tout cela paraît bien simple et bien sympathique n'est-ce pas ? Et pourtant que d'erreurs, de dérapages et de nutritions buissonnières j'ai dû corriger pendant vingt ans de consultations nutritionnelles !

C'est d'ailleurs quand vous pensez avoir tout compris que le danger d'erreurs devient le plus grand, sans oublier la fâcheuse habitude de vouloir absolument garder les yeux rivés sur la balance, comme un automobiliste débutant fixant obstinément les pédales au lieu de regarder la route.

Il m'a donc semblé indispensable d'ajouter au schéma quotidien de votre alimentation toute une batterie d'utiles conseils de bonne conduite.

Ne vous occupez pas de votre poids mais de ce que vous mettez dans votre assiette !

Il ne s'agit pas en effet de lutter contre son poids mais d'apprendre ou de réapprendre à manger correctement afin de rééquilibrer son organisme.

Et qu'importe ce temps d'apprentissage pourvu qu'il soit riche en découvertes agréables et vous permette d'accéder sans souffrir à la nutrition raisonnable que je vous conseille.

C'est à ce prix que vous trouverez la silhouette de vos rêves et la garderez aussi longtemps que vous respecterez vos nouvelles habitudes.

Cependant, 2 à 4 kg par mois sont les valeurs moyennes qu'on pourra perdre de l'adolescence jusqu'à 80 ans et au-delà !

Mais c'est plutôt une affaire de centimètres en hauteur et en largeur. Un enfant en pleine croissance peut en effet superbement mincir sans perdre un seul kg.

Plus tard, il faudra tenir compte du ralentissement des mécanismes de récupération de l'organisme, cet anabolisme dont j'ai parlé dans *Mincir sur mesure*. 1 ou 2 kg par mois suffiront... Telle mon amie Henriette, âgée de 82 ans, qui a perdu 36 kg en 36 mois, et retrouvé ainsi une fort belle silhouette en même temps que son autonomie.

Il reste, bien entendu, les cas à part de grande obésité. Ceux-là peuvent paradoxalement mettre plus de temps à démarrer que les autres, en raison d'une crainte, souvent inconsciente, d'abandonner un schéma nutritionnel sécurisant, et pour cela très solidement ancré, voire même cadenassé dans leur moi le plus profond.

Rompre progressivement ses chaînes est un grand bonheur pour la patiente ou le patient, comme pour le thérapeute, qui finissent d'ailleurs curieusement l'un et l'autre par oublier le chemin parcouru.

Enfin, ne perdez pas de vue que votre poids n'est pas obligatoirement en cause et que **votre problème est peut-être plus dans les volumes que dans les kilos.**

N'essayez surtout pas de manger léger pour maigrir plus vite.

C'est là un des péchés fondamentaux de la diététique, auquel je m'oppose formellement !

Vouloir manger léger n'a pas plus de sens que mettre de l'essence ordinaire dans le réservoir d'une voiture sous prétexte qu'elle est moins chère. On sait très bien à quels problèmes d'usure, d'encrassement et de surconsommation du moteur on s'exposera, les inconvénients dépassant largement la petite économie réalisée.

On en revient ici à cette notion de kilos de plume et kilos de plomb dont je vous ai parlé dans *Mincir sur mesure*. Les kilos de plume, destinés à faire des économies d'énergie, provoquent à coup sûr des phénomènes comparables à la surconsommation. L'organisme cherchera dans des aliments pauvres ou, pire encore, allégés, les constituants qui lui manquent. Ne les y trouvant pas, il fera preuve en permanence, d'un appétit féroce parce que mal assouvi.

En *Chrono-nutrition*, cette notion est importante. En *Morpho-nutrition, où la morphométrie permet d'apprécier les variations des volumes de la silhouette*, elle devient essentielle.

Nos volumes ayant pour moi beaucoup plus d'intérêt que notre poids, il est évident que la répartition entre aliments denses d'une part, aliments légers et volumineux d'autre part, va être la pierre de touche et le moyen le plus efficace de parvenir au délicat équilibre « santé – poids – silhouette – bien-être – beauté » dont nous rêvons tous.

Pour convaincre de nouveaux apprentis de la minceur, je prends quotidiennement l'exemple des laitages, qui illustre parfaitement cette notion de kilos de plume/kilos de plomb :

Il faut 30 g de lipides purs par jour pour satisfaire les besoins quotidiens de l'être humain. Pour cela, 100 g de fromage (70 g les jours de faible activité) suffiront, mais il faudra 500 g de yaourt ou 1 litre de lait par jour. Au bout d'un an, on aura mangé 36,5 kg de fromage, mais 182,5 kg de yaourt, ou 365 litres de lait, soit environ 360 kg.

Autre exemple ? Pour obtenir à midi l'équivalent énergétique de 250 g de viande, il faudrait 2 kg de lentilles... Allez, juste pour le plaisir : cela ferait 100 kg de viande par an, d'accord, mais 800 kg de lentilles ! Pas loin de la tonne. L'affaire se corse si l'on compare les volumes : 800 kg de lentilles occupent quarante fois celui de la viande pour seulement huit fois plus de poids que celle-ci. Rien que d'y penser je me sens tout ballonné !

Pour affiner votre silhouette, quel que soit votre poids, **mangez le plus dense possible et privilégiez avant tout la qualité alimentaire.**

Et pour conclure, écartons définitivement cet axiome imbécile : manger le plus possible d'aliments peu nourrissants pour perdre du poids. Ce qui conduit à augmenter sans cesse les quantités d'une nourriture dont le corps ne va pas savoir que faire.

Apprenez à distinguer si vous avez mangé suffisamment, pas assez ou trop.

Pour cela il vous suffit de noter au bout de combien de temps vous avez à nouveau faim après chaque repas.

Si vous avez faim :

– **moins de 4 heures après le repas du matin ou du midi** : c'est que vous n'avez pas eu assez de protéines et de lipides ;

– **plus de 6 heures après** : vous en avez eu largement assez... On considérera que vous avez trop mangé si vous n'avez pas envie de déjeuner avant l'heure du goûter, ou si vous n'avez pas eu envie de goûter avant l'heure du coucher !

Optimisez votre taux de calcium.

Sachant que 100 g de fromage le matin correspondent à la valeur nutritive de 4 yaourts ou à celle d'1 litre de lait, vous avez déjà un élément de réflexion.

Mais quand vous saurez que cette part de fromage contient l'intégralité du calcium présent dans ces deux autres produits laitiers, vous ne serez pas loin de la vérité...

En mangeant votre fromage le matin, vous alimentez beaucoup plus régulièrement votre corps en calcium, cet aliment dense permettant une assimilation beaucoup plus lente de ses composants. Vous savez maintenant que votre fromage du matin est bénéfique non seulement sur le plan de la gestion du cholestérol, mais également sur celui de l'apport calcique nécessaire quotidiennement.

Rechargez votre organisme en protéines animales.

Manger trop de viande n'est pas sain et le régime Atkins hyper protidique l'a prouvé.

Mais ne pas en manger assez est encore pire, le végétalisme étant responsable à plus ou moins long terme de graves troubles de carences et de vieillissement prématuré de l'organisme, celui-ci ne pouvant se réparer correctement, faute d'éléments nécessaires à sa reconstruction.

Ni trop, ni trop peu, c'est le premier principe de la *Chrono-nutrition*, où le repas du soir, qui ne fait que compléter l'apport calorique des trois autres repas, sera essentiellement fait de poisson et comportera le moins souvent possible une part discrète de viande blanche ou de volaille sans la peau.

Enfin cessez de croire que manger de la viande serait générateur de cancer du côlon et faites attention à ne jamais boire d'alcool tous les jours, même en petite quantité et même s'il s'agit d'une boisson faiblement alcoolisée.

Il est bien connu des scientifiques sérieux que l'alcool est, sous toutes ses formes, le plus gros vecteur de cancer colique.

L'habituel travers des gros mangeurs de viande étant de toujours l'accompagner de vin, ne cherchez plus pourquoi ils sont les plus fréquentes victimes de cette pathologie.

Ne vous gavez pas de légumes le soir.

Contrairement à une opinion fâcheusement répandue, la consommation excessive de légumes n'est pas sans risques pour votre silhouette et votre poids.

Mieux vaudra ne pas en manger que d'en manger trop, les fruits du goûter pouvant suffire à assurer l'apport quotidien en vitamines, fibres et sels minéraux dont nous avons besoin.

Respectez le plat unique à midi.

Car il faut bien reconnaître que c'est la meilleure façon de calibrer correctement vos quantités d'aliments.

Faites simplement attention à toujours respecter vos envies en choisissant le plat qui vous fera le plus plaisir et n'hésitez pas à augmenter votre part de viande si vous avez très faim.

Mais attention ! N'y ajoutez pas une quantité de féculents trop importante, vous fausseriez complètement l'équilibre de vos apports nutritionnels.

Faites disparaître vos envies de sucre dans la journée.

En augmentant tout simplement le fromage du matin et la viande le midi vous éviterez les envies de sucres survenant en milieu de matinée ou d'après-midi, liées à un retour précoce de l'appétit.

Si l'envie persiste malgré un solide repas, il s'agit d'un appel psychologique plutôt que le véritable besoin d'un aliment. Contrôlez alors vos envies de sucre avec thé, infusion, café ou tisanes aromatisées mais non sucrés en attendant le prochain repas ou le goûter salvateur.

Si l'envie de sucre est proche du repas il s'agit le plus souvent d'une chute trop rapide et trop importante de votre taux de glucose, liée à une sécrétion trop importante de votre pancréas en insuline. Commencez par réduire votre quantité de pain au petit déjeuner si c'est le matin, remplacez les féculents du midi par la même quantité de légumes si c'est en début d'après-midi.

Attention cependant aux boulimies de sucre. Ce sont des manifestations de l'hyperinsulinisme, et l'expression d'hypoglycémies bien réelles. On les préviendra par des repas très riches en protéines et en lipides. Et l'on n'oubliera pas d'aller voir son médecin qui prescrira une thérapie appropriée.

Buvez autant que vous avez soif.

Pour être plus précis, les scientifiques, qui manquent parfois de poésie, affirment à juste titre qu'il faudrait boire suffisamment pour éliminer 1 litre d'urine par jour. Buvez trois grands verres d'eau au cours de chaque repas, y compris au goûter, et vous assurerez ce minimum.

En revanche, ne buvez pas beaucoup en croyant que cela vous fera maigrir mais buvez pour calmer votre soif et pour éliminer les toxines. Boire trop risquera au contraire de vous faire éliminer trop de sels minéraux utiles.

Certains diront : « je bois, mais je n'élimine pas ». Plusieurs raisons à cela :

– **sans doute n'avez-vous pas bu assez.** Ou alors, votre surface corporelle est importante (obésité, par exemple), donc l'élimination se fait par la peau. Buvez plus !

– **si vous êtes mince et que vous n'éliminez pas assez**, il y a 9 chances sur 10 pour que vous saliez trop. Rappelez-vous que le sel retient l'eau ;

– **ce peuvent être aussi vos reins qui fonctionnent mal**. Ce cas est assez rare mais consultez si vous avez le moindre doute.

Ne buvez de vin et/ou d'alcool qu'occasionnellement.

À ce sujet je suis catégorique : **boire 2 verres de vin par jour est dangereux pour la santé à plus ou moins long terme.**

Les non-buveurs vivent plus vieux et j'ai pu constater, au cours de ma carrière, sur bon nombre de patients que boire du vin tous les jours, même modérément, est dangereux.

Par contre, boire du vin à volonté deux fois par semaine ne l'est pas. Parce qu'on obligera le corps à mettre en place des mécanismes de défense. Si, au contraire, vous buvez un peu tous les jours, la quantité ne sera pas suffisante pour déclencher le système d'alerte.

Cette ingestion quotidienne d'une petite quantité d'alcool risquera de devenir très dangereuse en provoquant une intoxication progressive contre laquelle votre corps n'aura jamais le réflexe de se défendre.

Ne sautez jamais le petit déjeuner.

Le petit déjeuner étant la fondation de la journée, il est essentiel de ne pas le négliger.

L'absence de faim le matin est souvent liée à un dîner trop abondant et/ou trop tardif. Peut-être avez-vous aussi abusé, le soir, des aliments conseillés au déjeuner. Oh ! Les réveils du dimanche matin après la choucroute-bière du samedi soir ! Une erreur pardonnable, mais que je vous déconseille fortement dans la semaine.

Le dimanche matin, tard, on pourra se contenter de boire au lever 1 grand verre de boisson chaude ou froide non sucrée puis faire un brunch salé associant fromage, œufs, charcuterie puis la quantité de viande et de féculents prévue pour le déjeuner. Ce solide repas vous permettra de pouvoir goûter à l'heure habituelle ou même plus tard, selon votre appétit.

En revanche, dans la semaine, on devra absolument se forcer à un petit déjeuner raisonnable et nourrissant dans l'heure du lever (ou du moins 4 à 6 heures avant le déjeuner) si l'on ne veut pas détruire le programme de la journée, voire même, par effet d'entraînement, celui de toute la semaine.

Apprenez à retrouver l'appétit du matin.

Si vous l'avez perdu il vous sera facile de le retrouver, à condition d'effectuer un retour en arrière.

Le fait de ne pas avoir faim le matin n'est en fait que la conséquence d'une inversion du schéma nutritionnel correct. **L'organisme n'est pas assez nourri avant l'effort et pendant l'effort**.

De surcroît, le déjeuner du midi est souvent très mal géré ou négligé, ce qui entraîne une survenue de l'appétit aux heures où il faudrait, au contraire, ne pas se surcharger.

Il faut donc se forcer à très bien déjeuner au lever, à augmenter la viande le midi et à laisser filer l'heure du goûter aussi tard que possible afin de pouvoir ne pas dîner... Le tour sera joué parfois dès le lendemain et au pire quelques jours suffiront à tout faire rentrer dans l'ordre.

Ne mangez le soir que si vous avez faim et pas avant d'avoir faim.

Pour d'obscures raisons, on nous a toujours seriné qu'il était indispensable de manger le soir. C'est là une affirmation totalement dénuée de fondement scientifique.

Aucune faim nocturne ne se fera sentir si l'on a correctement suivi son programme alimentaire personnel et si l'on a pris soin de ne pas résister à l'appétit du soir.

Ne sautez votre dîner qu'en toute sérénité et à la condition expresse d'avoir fort bien mangé le matin, bien mangé le midi et goûté tard dans l'après-midi, voire même repoussé votre goûter jusqu'à l'heure de votre dîner.

Si vous avez faim, même tard, dînez ! Sinon la nuit risque d'être pour le moins agitée, votre estomac criant famine. Mais souvenez-vous que les grosses faims se calment avec le poisson. Si vous voulez passer une bonne nuit, inutile de surcharger votre estomac !

Apprenez à programmer la journée commençant par un lever tardif.

Sachez tout d'abord qu'il y a deux cas de figure :

– **soit la journée est décalée** et se terminera très tard. Il suffira alors de vivre à l'espagnole et de décaler tous vos repas sans rien changer à leur organisation ;

– **soit cette journée succède à une soirée très fatigante**, ou pire encore, particulièrement festive !

Dans ce cas, faites un « brunch » à ma façon : vous ferez ce « petit grand déjeuner » entre 10 heures et 14 heures suivant l'heure de votre lever et le retour de votre appétit.

Il est évident que si vous faites votre brunch très tard cela vous amènera à goûter plus ou moins légèrement dans la soirée et à sauter le dîner, voire même à ne prendre ni goûter ni dîner.

Cela vous permettant en prime de corriger les excès de la veille sans souffrir et de mieux dormir pour vous réveiller le lendemain matin avec une faim de loup, que vous pourrez satisfaire sans remords.

Faites disparaître les petits creux.

Si l'on suit bien le déroulement de la journée prévu par la *Chrono-nutrition*, on ne peut pas avoir de « petit creux » le matin, sauf en cas de matinée trop longue, auquel cas on a deux solutions suivant les circonstances :

– **soit on savait que la matinée serait anormalement longue** et dans ce cas on aura augmenté le petit déjeuner en lui ajoutant œufs et charcuteries autant qu'on pourra en manger,

– **soit on s'aperçoit qu'on a vraiment faim** mais qu'il reste plus d'1 heure et demie avant de pouvoir déjeuner et on mange alors 1 banane fraîche ou 2 bananes séchées.

On peut également avoir faim plus tôt que d'habitude dans l'après-midi lors d'une journée passée à galoper dans tous les sens.

Surtout pas de faux-semblants. Si le petit creux s'agrandit, il ne faut pas lui résister : quelle que soit l'heure, **goûtez !**

Mais le lendemain veillez à mieux gérer votre petit déjeuner et/ou votre déjeuner... n'oubliez pas que bien gouverner c'est prévoir !

Retenez que l'heure idéale du goûter est 1 heure et demie à 2 heures avant celle du dîner, mais que vous pouvez dîner très tard après le goûter, et même ne pas vous obliger à dîner si vous n'avez pas faim.

Obéissez à votre appétit.

La réponse à une grosse faim est simple : calmez votre appétit avec l'aliment le mieux adapté à l'apaiser sous un faible volume, donc le plus nourrissant possible.

Il faudra privilégier la partie la plus nourrissante du repas, sans augmenter la partie qui l'est moins :

– le matin, augmentez le fromage ;
– le midi, augmentez la viande ;
– le soir, augmentez le poisson.

Veillez à ne pas céder à la tentation d'ajouter d'autres catégories d'aliments, par exemple de la viande blanche le soir **et surtout n'augmentez jamais votre goûter**, que vous pouvez au contraire réduire de moitié s'il est tard et que vous souhaitez dîner ensuite, ce qui vous permettra de réduire à 1 heure le temps entre le goûter et le dîner.

Faites disparaître les accès de boulimie.

Il est facile de se délivrer des pulsions alimentaires par un moyen si incroyablement simple qu'on n'y pense jamais.

Il suffit tout bonnement de manger ce qu'il faut, quand il faut ; pour s'empêcher de manger n'importe quoi, n'importe quand.

Le matin : on calera tout simplement son appétit avec la part maximum de fromage correspondant à sa stature. Part à laquelle on ajoutera même de la charcuterie et/ou des œufs s'il reste de la place !

Après cela, pas de risque d'écarts intempestifs pendant au moins 4 heures.

Le midi : il suffira de recommencer le même jeu avec de la viande à volonté même grasse et en sauce. Une grosse part de viande aura la vertu de protéger de la boulimie presque aussi longtemps que le fromage. La viande, aliment dense et nourrissant, fera peut-être prendre du poids, mais pas de volume. Surtout n'augmentez jamais les féculents. S'en gaver ne bloquera pas suffisamment longtemps le réflexe de satiété et vous fera à coup sûr prendre du ventre.

L'après-midi : à la moindre tentation le goûter spécial fringale (1 barre chocolatée enrichie en protéines lactées*, suivie de 1 poignée de fruits secs) mettra fin à toute alerte. Ce goûter pourra être pris un peu tôt, les protéines permettant une sensation de satiété plus durable, ce qui vous permettra de ne pas avoir faim trop tôt pour dîner.

Le soir : autant de poisson qu'on voudra, en veillant à ne pas augmenter les légumes. Si la soirée se prolonge, 10 g de chocolat noir seront utilisés en bouée de sauvetage. Sous un volume très faible, celui-ci sera aussi efficace et moins redoutable pour la ligne qu'un pot de yaourt de 125 g ou une part de gâteau.

Apprenez à gérer les repas au restaurant.

Rien ne m'amuse autant que de vous entendre vous plaindre d'aller tous les jours au restaurant, ce que par obligation je fais comme vous pendant toute la semaine de travail.

---

* Voir *Où trouver les compléments alimentaires*, p. 303.

Là franchement, vous me faites sourire !

On croirait à vous entendre que vous êtes la victime de restaurateurs croque-mitaines gérant leurs commerces comme des cantines et leurs clients comme des élèves de collège.

Ne vous laissez pas manger tout crus, que diable !

Vos repas au restaurant seront ce que vous en faites et qu'importent les commentaires... C'est le bon vouloir de votre organisme qui doit vous guider.

Montrez le soir votre fantaisie en faisant un repas mono-alimentaire de vos poissons ou fruits de mer préférés. Affirmez votre différence le midi en n'hésitant pas à commander 2 parts de viande.

Affichez sans timidité votre manière de gérer vos repas afin de respecter votre nouvel art de vivre.

Surtout, ne vous laissez pas influencer par le regard de vos amis ou de vos confrères, ni par l'étonnement goguenard des serveurs.

Un seul impératif : respecter autant que possible les proportions de protéines, féculents et sucres.

Finies alors les somnolences de l'après-déjeuner, ou les nuits agitées.

Apprenez à bien gérer vos voyages.

Tout dépend du type de voyage que vous avez entrepris.

– **S'il s'agit d'un voyage d'affaires**, la cuisine des hôtels internationaux étant aussi désespérément conventionnelle que leur clientèle est cosmopolite, on n'aura aucun problème pour se nourrir tout à fait normalement ! Soyez cependant vigilant au trop de tout. Alcool, vin, sucreries...

– **Si vous voyagez pour votre plaisir**, adaptez-vous aux habitudes alimentaires locales, afin de vous imprégner de l'atmosphère du pays. On a trop tendance à regarder les paysages en oubliant de s'intéresser à la vie quotidienne.

Votre appétit sera régi par votre activité. Randonnées en montagne ou farniente au soleil ne réclameront pas en effet les mêmes aliments.

Mettez votre corps au top de sa forme.

La reprise d'une alimentation respectant la *Chrono-nutrition* va permettre à l'organisme de se débarrasser de ses surplus et de mieux fonctionner. Il n'y a donc aucun risque de fatigue ou de malaise, bien au contraire.

En effet, vous n'allez pas maigrir et risquer de perdre des masses musculaires utiles, mais uniquement déstocker vos tissus soumis à une surcharge par accumulation de trop-plein nutritionnel.

Ce phénomène de déstockage est d'ailleurs totalement lié à la façon dont la surcharge des tissus s'est produite.

Mais quelle que soit cette surcharge, plus la prise de poids est récente, plus la perte de poids et de volume sera rapide.

Chez quelqu'un de très dodu, ce phénomène de déstockage peut avoir des effets aussi spectaculaires qu'éphémères.

La perte de poids et de volume s'accompagnera dans tous les cas, dès les premiers jours, d'une sensation souvent jubilatoire de bien-être. Mais elle peut aussi avoir deux effets secondaires, qu'il faudra gérer :

– **Le premier**, assez fréquent à notre époque de frénésie médicamenteuse, est un processus d'élimination de tous les corps chimiques indésirables stockés dans nos cellules adipeuses.

À l'évidence, quand celles-ci vont se vider, elles vont en même temps libérer dans la circulation sanguine des déchets accumulés parfois depuis longtemps.

Rassurez-vous, le corps va s'en débarrasser par les urines... mais il va bien falloir que tout cela transite par le foie et le cerveau, passage obligé de tout le système circulatoire. Suivant les cochonneries accumulées, on se sentira passagèrement nauséeux, vertigineux, fatigué ou au contraire énervé.

Jamais rien de grave, ce sont des sensations aussi désagréables que fugaces. Il suffira simplement de boire abondamment pour éliminer le plus rapidement possible ces molécules indésirables.

– **Le second est d'importance**, bien que beaucoup moins tapageur. C'est l'évacuation d'une partie parfois importante des vitamines liposolubles en même temps que celle des graisses, dans lesquelles elles sont naturellement stockées pour assurer à l'organisme des réserves utiles, et des vitamines hydrosolubles, chassées par la déplétion hydrique de cellule.

Si la baisse de volume du corps est rapide, la baisse de poids n'ayant en l'occurrence qu'une signification annexe, il faudra pallier cette fuite par l'absorption d'un complexe de vitamines liposolubles et hydrosolubles*.

À l'automne, il faudra donc toujours veiller à faire une cure de vitamine D si vous perdez rapidement du ventre. Celle-ci se trouve essentiellement dans l'huile de foie de morue. De grâce, ne faites pas la grimace. Son goût s'est sensiblement amélioré depuis le temps de nos grands-mères.

Le foie de morue, que l'on trouve en boîte, beaucoup plus agréable à avaler, est également riche en vitamine D.

Ou alors choisissez la formule ampoule : 1 par mois, pendant 3 mois maximum, en hiver, en période d'amincissement.

Cette précieuse vitamine ne se contente pas de protéger les enfants du rachitisme, mais aide également les adultes à lutter contre la fatigue et les infections. Autre bienfait de la vitamine D : elle évite les engelures aux mains et aux pieds et les gerçures aux lèvres.

Maîtrisez votre métabolisme du cholestérol.

Nous abordons avec cette question l'action bénéfique de la *Chrono-nutrition* sur l'équilibre biologique de l'organisme.

Manger en respectant les deux règles fondamentales que sont la chronologie alimentaire et le respect des proportions, permettra parfois de corriger spectaculairement les excès aussi bien que les carences.

On agira sur l'excès de cholestérol en mangeant gras le matin. C'est en effet ainsi que l'on va permettre à l'organisme de reconstruire ses cellules avec ce ciment neuf sans qu'il soit obligé d'en fabriquer lui-même.

Tous les scientifiques de renom s'accordent maintenant à le dire : « Le cholestérol est le médicament du... cholestérol ! »

Cette phrase lapidaire exprime une réalité scientifique : l'action des corps gras sur le cholestérol se fait de façon substitutive. Elle

---

* Voir *Où trouver les compléments alimentaires*, p. 303.

permet l'arrêt des métabolismes palliatifs qui normalement se mettent en route dès l'apparition d'un seuil d'alerte, plus ou moins bas suivant les sujets.

Ou, pour vous l'expliquer plus simplement : les corps gras saturés absorbés dans l'heure du lever vont empêcher l'organisme de secréter la HmgCoAréductase, enzyme dont la mission est d'activer la fabrication du cholestérol quand les apports en graisse deviennent insuffisants.

Ainsi, si l'on approvisionne correctement notre corps en corps gras, celui-ci peut se débarrasser de ses réserves, n'éprouvant plus le besoin de stocker du cholestérol pour prévenir une carence chronique en apports de graisse. Voilà pourquoi on peut voir des gens épais comme des carrelets (parole de Normand !) souffrir d'une hypercholestérolémie résistant victorieusement à des régimes effroyablement carentiels en cholestérol... et pour cause !

Cependant, pour bien gérer l'évolution d'une anomalie lipidique, le bilan biologique devra être pratiqué dans la semaine même où vous commencerez à suivre mes conseils.

Grâce à cet indispensable point de repère, toute anomalie pourra faire l'objet d'un nouveau contrôle.

Une sage précaution qui vous évitera de vous tourmenter et de rester dans l'incertitude si les examens, demandés trop tardivement, étaient anormaux.

Mais attention ! Comme tous les médicaments efficaces, les corps gras ne devront pas être mangés à contretemps. La *Chrononutrition* reste donc la condition incontournable de cette ingestion intelligente des lipides, dont certains, bénéfiques le matin, peuvent devenir de véritables poisons le soir.

Les corps gras sont tous différents et, suivant leur nature, ils devront être consommés à leurs meilleurs moments d'utilisation :

– **le matin**, les graisses lourdes que contiennent fromages, œufs et charcuteries ;

– **le midi**, les graisses riches que contiennent surtout les viandes de préférence rouges et les œufs ;

– **au goûter**, les graisses végétales ;

– **le soir**, les graisses légères des poissons ou des fruits de mer.

N'intervertissez pas l'ordre de la liste si vous avez tendance à stocker facilement le cholestérol, la pire erreur étant de placer le fromage le soir... Ah ! J'en vois qui comprennent pourquoi leur taux de cholestérol ne veut pas descendre.

Le poisson pourrait être en théorie excellent le midi... mais vous risquez fort d'avoir vraiment très faim 2 heures après. Donc, sauf si vous avez choisi de passer la journée vautré(e) dans un fauteuil, abstenez-vous.

Certains gras végétaux pourraient être mangés le matin, mais n'auraient pas un effet coupe-faim aussi prolongé que le fromage.

Évitez les excès de sucre.

Chacun sait que manger tous les jours trop de sucre peut conduire à un diabète de surcharge ou révéler un diabète génétique latent.

Soyez tranquilles, les proportions de glucides incluses dans la *Chrono-nutrition* sont très largement en dessous des pourcentages récemment conseillés par une forte proportion des équipes de diabétologie.

Le métabolisme des glucides sera parfaitement contrôlé en respectant les quantités de sucres lents, semi-rapides ou rapides qu'il convient d'absorber au cours des 4 repas :

- **le matin**, sucres lents du pain ;
- **le midi**, sucres lents des féculents ;
- **au goûter**, sucres rapides des fruits ;
- **le soir**, sucres semi-rapides des légumes.

Les quantités dont nous avons besoin, diabétiques ou non, sont clairement définies dans la journée type (voir p. 32) et particulièrement impératives à respecter si l'on souffre d'un diabète quel qu'il soit.

Je rappelle que ces quantités sont des moyennes adaptées à la hauteur d'un sujet de 1,70 m, et à son activité, mais mieux vaut cependant ne pas les majorer en vue d'efforts, qui seront prévus et gérés par une alimentation très précise.

On obtiendra ainsi une disparition complète des diabètes de surcharge et une stabilisation des diabètes insulinodépendants... à condition de respecter à la lettre les quantités correspondant à votre taille et votre activité. Nous avons ainsi défini dans *Mincir sur mesure* des quantités et des proportions adaptées à un adulte actif mesurant 1,70 m.

À l'évidence, on devra respecter certaines tolérances digestives, qu'elles soient gastriques ou intestinales, et restreindre ou éviter certains aliments en cas de pathologie familiale, congénitale ou génétique avérée, ce qui explique pourquoi dans *Mincir sur mesure*, je vous recommande un bilan biologique soigneux.

Assurez-vous un bon transit intestinal.

La constipation, préoccupation majeure des dames et des demoiselles, est liée à divers facteurs dont les plus fréquents sont le stress, un mauvais équilibre des repas, et très souvent chez les femmes un trop faible apport quotidien en eau.

Le stress engendre la fâcheuse habitude de se retenir trop longtemps. Dans ce cas, il faudra rééduquer l'intestin, organiser la journée pour aller à la selle à des heures régulières et ne pas oublier de boire abondamment.

Je vous l'ai déjà expliqué, l'essentiel est de boire à sa soif entre les repas et de boire au moins trois grands verres d'eau à chaque repas, même au goûter.

Vous découvrirez d'ailleurs très souvent que vous avez nettement plus soif, voire même très soif avant et pendant les repas.

La Chrono-nutrition comprend en effet une faible proportion d'aliments riches en eau, nettement moins que dans l'alimentation classique et beaucoup moins que dans les régimes.

Donc, si vous êtes constipé(e) ne déséquilibrez pas vos repas en vous gavant de végétaux, en particulier de crudités. Contrairement aux idées reçues, ils ne régleront pas vos problèmes de constipation et risqueraient de provoquer des colites spasmodiques, spasmes douloureux s'accompagnant d'inflammation de l'intestin.

En suivant les principes de la Chrono-nutrition, celles et ceux qui en souffrent verront leurs crises s'espacer. Et cela sans aucun médicament, mais uniquement grâce à une alimentation équilibrée.

On peut manger peu ou beaucoup de légumes, peu ou beaucoup de féculents et être pareillement constipé. Une fois encore, tout est dans l'équilibre et les justes proportions.

Un dernier point : le fromage le matin donne un coup de fouet à la vésicule biliaire et l'oblige à sécréter des sels biliaires, activateurs de la motricité intestinale. Le gras de la viande le midi aura d'ailleurs un effet similaire ; ce qui explique pourquoi nombre de végétariens, pourtant gavés de légumes, souffrent de constipation opiniâtre.

Équilibrez votre poids et votre silhouette.

Si vous êtes maigre, vous faites partie ou vous êtes proche du morphotype Ascétique dont je parlerai plus loin.

Ne croyez pas que votre maigreur vous interdise de mincir... Vous avez, au contraire, tout à gagner en apprenant à vous nourrir correctement, permettant ainsi à votre silhouette de s'étoffer en passant de maigre à mince, sans oublier que vous serez sans aucun doute en meilleure santé.

Vous retrouverez non seulement des formes agréables, mais une bien meilleure résistance à la fatigue et aux infections, tout comme les personnes du morphotype Chéops.

La seule différence entre eux et vous est leur consommation excessive de légumes, à laquelle ils se livrent dans le but de pouvoir manger plus que vous sans peser plus lourd.

Hélas, le seul but qu'ils atteignent est une augmentation parfois spectaculaire des hanches et des cuisses sans pour autant bénéficier d'un apport complémentaire d'énergie.

Ne vous refusez pas le plaisir de faire la fête.

Une ou deux fois par semaine laissez-vous aller à toutes les fantaisies culinaires, buvez comme il vous plaira, ce qui vous plaira et vous réussirez tout de même à mincir !

Tout simplement parce qu'il faut absolument entrecouper de pauses la discipline quotidienne, tout comme on accorde aux enfants une récréation entre les heures de classe sous peine de ne plus fixer leur attention et de les voir devenir tout bonnement intenables.

Ces deux trêves dans votre discipline vous permettront de gérer correctement vos envies ou vos pulsions alimentaires, souvent justifiées par une nécessité dont vous n'avez pas conscience.

Ce que vous avez raisonnablement refusé dans la semaine à votre corps peut, en effet, réellement lui manquer au bout d'un certain temps. L'expression la plus spectaculaire de ces demandes pressantes de l'organisme étant les envies des femmes enceintes.

Envie de boudin noir traduisant une anémie, envie de mayonnaise destinée à combler un déficit en cholestérol, envie de cornichons pour acidifier un estomac qui sécrète moins de sucs digestifs...

Au quotidien, il pourra s'agir tout simplement d'une envie de faire la fête, répondant à un besoin de nutrition buissonnière ou à une envie précise d'un plat bien particulier : charcuteries, fruits de mer, plats en sauce, desserts, salades, qu'on précédera d'un apéritif et qu'on pourra accompagner de vin à table.

Mais on pourra également satisfaire son attirance pour un aliment vraiment peu recommandé comme, par exemple, le yaourt, en s'accordant alors un troisième joker, réservé celui-là exclusivement au début de la matinée.

Vous, les malheureux privés de votre aliment fétiche, accordez-vous le bonheur d'un petit déjeuner consolateur une fois par semaine. Ne lésinez pas sur la quantité de yaourts et muselez ainsi votre envie jusqu'à la semaine suivante.

Quatre yaourts fermiers au lait cru dégustés le dimanche matin seront pour certains un pur moment d'extase.

C'est ainsi qu'on permettra à l'esprit de se satisfaire sans risquer de modifier dangereusement la gestion quotidienne de l'organisme. Une bonne ou une mauvaise habitude alimentaire a une incidence notable sur la silhouette et la santé.

Donc, faites la fête, mais attention ! Dans la semaine pas de petites fantaisies à répétition, couronnées, pour déculpabiliser, de 4 heures de jogging le dimanche matin ! Vous n'y risqueriez que crampes ou accident cardiaque, sans pour cela reperdre le ou les kilos accumulés gramme par gramme au fil des jours.

Faites raisonnablement du sport.

Pour avoir de bonnes performances, la solution adoptée par les sportifs est de manger tout au long de l'année sur le même mode, dans le but d'apporter en permanence au corps un flux important d'énergie.

Cela permet à ces sportifs de se livrer à tous les sports qu'ils souhaitent. Le problème de cette alimentation, même équilibrée, c'est de manger tout le temps trop de sucres lents et le corps risque de mal vieillir. Pour éviter que leur silhouette s'affaisse, de tels athlètes sont indéfiniment condamnés, comme Sisyphe, à des travaux forcés sportifs.

Mais il y a une deuxième solution, qui vous évitera tous les inconvénients et les risques de la première et vous permettra de rester toute votre vie au top de votre forme, sans vieillissement ni usure prématurés. Vous apporterez tout simplement l'énergie supplémentaire nécessaire à votre corps une heure environ avant le démarrage de vos efforts : 1 banane ou 4 grosses cuillerées à soupe de châtaignes grillées suffiront à compenser chaque demi-heure de dépense physique violente, ou chaque heure d'effort soutenu.

Vous garderez ainsi tout au long de l'année votre silhouette idéale et vous n'aurez plus à puiser dans les réserves d'énergie car les dépenses plus ou moins exceptionnelles seront gérées au moment opportun.

Souciez-vous plus de vos formes que de votre poids.

En suivant très correctement le programme de la Chrono-nutrition vous pouvez très bien commencer par perdre du volume sans perdre de poids, ce qui peut vous paraître paradoxal.

En fait si vous ne perdez pas de poids mais du volume c'est tout simplement parce que vous étiez végétarien(ne), c'est-à-dire que vous mangiez trop de végétaux, ou pire, végétalien(ne) et vous ne mangiez que des végétaux.

Au pire, vous aviez banni toutes les protéines animales de votre alimentation et vous ne vous nourrissiez que de végétaux. C'est ici qu'intervient la notion de kilos de plume et kilos de plomb. Pour être rassasié, il vous fallait une quantité plus importante de nourriture.

Vous vous gaviez de végétaux, qui occupent plus de volume. Or, une alimentation rééquilibrée passe obligatoirement par la réintroduction de la viande, aliment dense. Vous ne perdriez donc pas de poids, mais du volume. Les végétaliens, quant à eux, prennent même un peu de poids, tout en mincissant !

Ne vous découragez pas si la Chrono-nutrition vous paraît difficile ou impossible à suivre.

C'est là un des rares cas où l'interrogatoire est indispensable, pour vous amener à prendre conscience de votre anomalie comportementale.

Paradoxalement votre changement d'habitudes alimentaires vous donne l'impression de manger toujours la même chose, ce qui vous attriste.

Pourtant, si vous en faites la liste, vous allez vous apercevoir que les aliments composant les programmes de Chrono-nutrition sont bien plus variés, à condition de les manger dans la bonne quantité, au bon moment.

Et c'est justement là que le bât blesse, car ce qui vous manque, c'est de ne plus pouvoir manger un gros plat de ce que vous aimiez dévorer en grosses quantités (pâtes, pain, légumes, salade, etc.) et de vous astreindre à augmenter parfois de façon importante des aliments que vous mangiez en trop petites quantités.

La cause du problème apparaît dans ce désir de vouloir être mince sans changer vos déplorables habitudes ! Réfléchissez : vous pensez plus à la quantité de tel ou tel aliment au lieu d'apprécier la variété de ceux-ci ! Et si vous vous posez la question de savoir combien de temps il vous faudra pour maigrir parce que vous voulez manger à nouveau comme avant, c'est fichu.

Dites-vous bien que la Chrono-nutrition est appelée à devenir la base de votre alimentation quotidienne. Et soyez objectif, ça n'est pas triste et restrictif comme un régime.

Pour moi, la seule situation vraiment pénible à affronter est celle où, à la deuxième consultation, rarement plus tard, on me déclare sans ambages mais souvent avec une dose notable d'agressivité, qu'on a suivi absolument tout le programme et qu'on est au regret de me dire que mon « truc » ne marche pas !

Ces gens-là sont, eux aussi, victimes de blocages nutritionnels... mais dans leur cas, ce handicap s'accompagne d'un refus catégorique d'admettre leurs faiblesses et de reconnaître qu'ils sont les seuls responsables de leur échec.

Le seul moyen de les aider efficacement sera, hélas, d'afficher obligatoirement une attitude aussi tranchée que la leur. Le thérapeute se trouve, en effet, placé là dans une situation d'affrontement où il ne devra en aucun cas se montrer conciliant, sous peine de voir son attitude apaisante interprétée comme un aveu d'impuissance.

Il perdrait ainsi toute chance de voir ces patients difficiles se laisser convaincre de leurs erreurs et consentir à écouter la voix de la sagesse...

Mais, mon Dieu, qu'il est pénible de faire semblant de se fâcher, même si c'est pour une juste cause. Tous ceux qui me connaissent savent à quel point je préfère consoler, rire et mieux encore féliciter !

Réapprenez à manger correctement...

Et dites-vous bien que c'est définitif, car il ne s'agit pas pour nous de vous faire maigrir mais de vous faire adopter un autre style de vie, grâce auquel vous retrouverez le bonheur d'être aussi bien dans votre tête que dans votre corps.

C'est pour cela que je vous propose une alimentation la plus agréable possible. Et c'est pour cela également que je vous invite une ou deux fois par semaine à vous récompenser d'avoir été raisonnable.

Alors pourquoi voudriez-vous revenir à vos mauvaises habitudes et perdre ainsi tout le bénéfice de votre démarche ? Restez donc sages et adoptez à tout jamais un art de vivre dont vous n'aurez pas à vous plaindre... surtout quand vous vous regarderez dans le miroir !

Évaluez votre morphotype

Prenez vos mesures

Grâce à la ***Chrono-nutrition,*** votre corps ne sera plus un fardeau que vous devez subir sans jamais pouvoir faire quoi que ce soit pour le changer. Maintenant il s'agit de mieux vous connaître, afin de mieux maîtriser votre poids et votre silhouette, en vous servant de la ***Morpho-nutrition.*** Celle-ci est l'outil indispensable qui vous permettra de déterminer exactement toute votre vie comment se situe votre corps par rapport à la perfection souhaitable, s'il l'atteint, s'il s'en écarte ou s'il s'y maintient.

Nous allons définir en deux temps de mesures précises, ce que vous êtes et ce que vous pouvez devenir en établissant votre morphotype calculé et votre morphotype mesuré.

- Dans un premier temps, il faudra calculer vos mensurations souhaitables, vous définirez ainsi votre ***morphotype calculé.***

- Dans un second temps, il faudra prendre vos mesures pour connaître parfaitement vos mensurations actuelles, ce sera votre ***morphotype mesuré.***

Pour vous aider, j'ai créé deux tableaux (voir p. 61 à 64). S'ils vous font un peu peur au premier abord, je tiens tout de suite à vous rassurer : nous allons, pas à pas, suivre un cheminement de calcul simple qui vous aidera à mieux cerner votre morphotype.

VOTRE MORPHOTYPE CALCULÉ

À l'aide du tableau n° 1 (voir p. 61 pour les femmes et voir p. 63 pour les hommes), vous allez pouvoir calculer vos variables de calcul selon votre hauteur. Les résultats que vous allez trouver **ne sont pas vos valeurs souhaitables, mais des valeurs intermédiaires,** sortes d'outils dont nous aurons besoin dans le tableau n° 2 pour calculer vos valeurs souhaitables.

Commencez par remplir la troisième colonne du tableau n° 1, en suivant le déroulement expliqué.

Attention, les roulements de tambour du grand suspense vont commencer quand vous remplirez le tableau n° 2. Grâce à lui, vous verrez facilement quelles sont les mesures auxquelles vous pouvez prétendre, que vous ayez quelques kilos à perdre ou bien à prendre... Ainsi, à l'aide de ces chiffres, vous pourrez plus facilement préciser à quel morphotype vous appartenez.

Ce qui importe maintenant, c'est la différence entre vos valeurs actuelles et vos valeurs souhaitables. C'est grâce à ce chiffre que **vous saurez précisément là où vous avez trop de volume, et là où vous n'en avez pas assez.**

Et surtout, ne paniquez pas ! En revoyant ensemble votre alimentation et en corrigeant les erreurs nutritionnelles à répétition que vous faites subir à votre corps depuis tant d'années, je vous promets que ces valeurs souhaitables ne seront bientôt plus un rêve mais deviendront réalité.

VOTRE MORPHOTYPE MESURÉ

Attention, il est important de bien prendre ses mesures comme je l'indique, car celles-ci sont le point de départ essentiel à la suite de la méthode.

- **Votre tour de poitrine**

Pour mesurer votre tour de poitrine, passez un mètre de couturière juste sur la pointe des seins.

- **Votre tour de taille**

La taille se mesure à sa partie la plus fine, sans rentrer le ventre s'il vous plaît. Ne la mesurez pas au niveau du nombril, dont la hauteur est variable suivant les individus.

- **Votre tour de hanches**

Mesurez votre tour de hanches en passant le mètre de couturière par l'endroit le plus dodu des fesses, là où vous sentez les os de vos hanches.

TABLEAU N° 1 FEMMES		
PARAMÈTRES DE CALCUL	**BASES DE CALCUL FEMMES**	**VOS VARIABLES DE CALCUL (c) SELON VOTRE HAUTEUR**
		ATTENTION : les chiffres obtenus dans cette colonne ne sont que des outils. Ces variables de calcul servent à trouver vos valeurs souhaitables (mensurations et poids) que vous calculerez dans le tableau n° 2. Ces variables de calcul peuvent apparaître en + ou en – Pour éviter toute erreur avec les + et les – le plus simple est d'utiliser une calculatrice et d'enchaîner les opérations.
Hauteur (en cm)	170	**H** = votre hauteur en cm = ... **Calculez X, votre variable de calcul Hauteur qui servira pour la suite :** **X** = H – 170 = ...
Poignet (diamètre)	6	**Calculez P(c), votre variable de calcul Poignet :** Divisez **X** par 10 X ÷ 10 = ... N'oubliez pas que votre **X** peut être une valeur positive ou négative. **P(c)** = (X ÷ 10) + 6 = ...
Tour de poitrine	100	**Calculez TP(c), votre variable de calcul Tour de poitrine :** **TP(c)** = 100 + X = ...
Tour de taille	70	**Calculez TT(c), votre variable de calcul Tour de taille :** **TT(c)** = 70 + X = ...
Tour de hanches	100	**Calculez TH(c), votre variable de calcul Tour de hanches :** **TH(c)** = 100 + X = ...
Poids	60	**Calculez Pds(c), votre variable de calcul Poids :** **Pds(c)** = 60 + X = ...

TABLEAU N° 2 FEMMES			
Reportez ici vos variables de calcul (c) (obtenues dans le tableau n° 1)	**VOS VALEURS SOUHAITABLES (S)** selon votre hauteur et votre ossature (donnée par le diamètre de votre poignet)	**VOS VALEURS ACTUELLES**	**DIFFÉRENCE entre vos valeurs actuelles et vos valeurs souhaitables**
Variable de calcul Poignet P(c) = ...	**Calculez votre variable Poignet Z :** c'est cette variable Z qui va vous permettre de connaître vos valeurs (mensurations et poids) souhaitables, en tenant compte à la fois de votre hauteur et de votre ossature. **P** (diamètre actuel de votre poignet) = ... **Y** = P – P(c) = ... **Z** = Y x 4 = ...		
Variable de calcul Tour de poitrine TP(c) = ...	**Calculez votre Tour de poitrine souhaitable : TP(S)** = TP(c) + Z = ...	**Votre Tour de poitrine actuel** = ...	**Différence Tour de poitrine** = ...
Variable de calcul Tour de taille TT(c) = ...	**Calculez votre Tour de taille souhaitable : TT(S)** = TT(c) + Z = ...	**Votre Tour de taille actuel** = ...	**Différence Tour de taille** = ...
Variable de calcul Tour de hanches TH(c) = ...	**Calculez votre Tour de hanches souhaitable : TH(S)** = TH(c) + Z = ...	**Votre Tour de hanches actuel** = ...	**Différence Tour de hanches** = ...
Variable de calcul poids Pds(c) = ...	**Calculez votre Poids souhaitable : Pds(S)** = Pds(c) + Z = ...	**Votre Poids actuel** = ...	**Différence Poids** = ...

TABLEAU N° 1 HOMMES		
PARAMÈTRES DE CALCUL	**BASES DE CALCUL HOMMES**	**VOS VARIABLES DE CALCUL (c) SELON VOTRE HAUTEUR**
		ATTENTION : les chiffres obtenus dans cette colonne ne sont que des outils. Ces variables de calcul servent à trouver vos valeurs souhaitables (mensurations et poids) que vous calculerez dans le tableau n° 2. Ces variables de calcul peuvent apparaître en + ou en – Pour éviter toute erreur avec les + et les – le plus simple est d'utiliser une calculatrice et d'enchaîner les opérations.
Hauteur (en cm)	170	**H** = votre hauteur en cm = ... **Calculez X, votre variable de calcul Hauteur qui servira pour la suite :** **X** = H – 170 = ...
Poignet (diamètre)	7	**Calculez P(c), votre variable de calcul Poignet :** Divisez **X** par 10 X ÷ 10 = ... N'oubliez pas que votre **X** peut être une valeur positive ou négative. **P(c)** = (X ÷ 10) + 7 = ...
Tour de poitrine	100	**Calculez TP(c), votre variable de calcul Tour de poitrine :** **TP(c)** = 100 + X = ...
Tour de taille	80	**Calculez TT(c), votre variable de calcul Tour de taille :** **TT(c)** = 80 + X = ...
Tour de hanches	100	**Calculez TH(c), votre variable de calcul Tour de hanches :** **TH(c)** = 100 + X = ...
Poids	70	**Calculez Pds(c), votre variable de calcul Poids :** **Pds(c)** = 70 + X = ...

TABLEAU N° 2 HOMMES			
Reportez ici vos variables de calcul (c) (obtenues dans le tableau n° 1)	**VOS VALEURS SOUHAITABLES (S)** selon votre hauteur et votre ossature (donnée par le diamètre de votre poignet)	**VOS VALEURS ACTUELLES**	**DIFFÉRENCE entre vos valeurs actuelles et vos valeurs souhaitables**
Variable de calcul Poignet P(c) = ...	**Calculez votre variable Poignet Z :** c'est cette variable Z qui va vous permettre de connaître vos valeurs (mensurations et poids) souhaitables, en tenant compte à la fois de votre hauteur et de votre ossature. **P** (diamètre actuel de votre poignet) = ... **Y** = P – P(c) = ... **Z** = Y x 4 = ...		
Variable de calcul Tour de poitrine TP(c) = ...	**Calculez votre Tour de poitrine souhaitable : TP(S)** = TP(c) + Z = ...	**Votre Tour de poitrine actuel** = ...	**Différence Tour de poitrine** = ...
Variable de calcul Tour de taille TT(c) = ...	**Calculez votre Tour de taille souhaitable : TT(S)** = TT(c) + Z = ...	**Votre Tour de taille actuel** = ...	**Différence Tour de taille** = ...
Variable de calcul tour de hanches TH(c) = ...	**Calculez votre Tour de hanches souhaitable : TH(S)** = TH(c) + Z = ...	**Votre Tour de hanches actuel** = ...	**Différence Tour de hanches** = ...
Variable de calcul poids Pds(c) = ...	**Calculez votre Poids souhaitable : Pds(S)** = Pds(c) + Z = ...	**Votre Poids actuel** = ...	**Différence Poids** = ...

- **Votre diamètre de poignet**

Celui-ci est pris sur l'extrémité du radius et du cubitus, les deux os qui saillent à l'extérieur et à l'intérieur du poignet. Si vous faites un métier ou un sport nécessitant une grosse dépense d'énergie dans les mains et/ou les poignets mesurez ce diamètre de préférence à gauche si vous êtes droitier et à droite si vous êtes gaucher. L'utilisation d'un pied à coulisse est absolument indispensable pour une mesure correcte, en le posant sur votre poignet comme indiqué sur le schéma ci-dessous

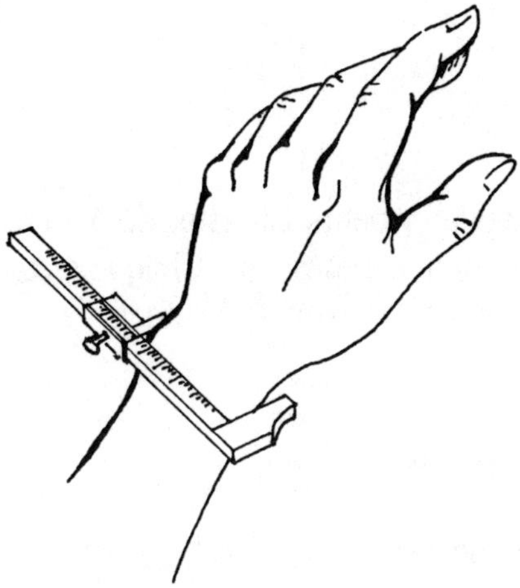

Prise de mesure de la largeur du poignet à la saillie des deux os (radius et cubitus)

Bien sûr, d'autres paramètres entrent en ligne de compte pour connaître votre morphotype, mais ils sont cette fois-ci plus visuels que mesurables à l'aide d'un mètre. Ainsi, sans avoir besoin de faire de savants calculs, chacun d'entre nous sait s'il a ou non un peu trop de ventre.

Calculez et mesurez votre morphotype

PRÉPARATIF

Prenez une feuille à petits carreaux de 5 mm et dessinez un double rectangle comme ci-dessous. Chaque rectangle fait 11 carreaux de largeur et 13 carreaux de hauteur.

LE MORPHOTYPE CALCULÉ

C'est en quelque sorte votre idéal à vous, selon votre propre morphologie.

• mesurez votre taille (hauteur) ;

• mesurez votre diamètre de poignet (voir p. 64) ;

• avec ces deux mesures, effectuez les calculs pour connaître vos valeurs souhaitables (voir p. 59) ;

• notez sur le schéma ci-dessous vos valeurs souhaitables obtenues : tour de poitrine (TP), tour de taille (TT), tour de hanche (TH) dans les cartouches correspondants.

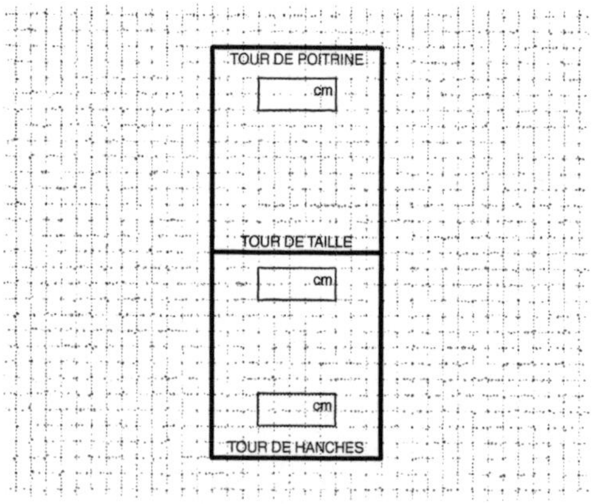

Morphotype calculé

Vous avez obtenu votre morphotype calculé. C'est donc votre morphotype souhaitable.

LE MORPHOTYPE MESURÉ

C'est la réalité, ce sont vos formes actuelles.

- mesurez votre tour de poitrine (TP) ;
- mesurez votre tour de taille (TT) ;
- mesurez votre tour de hanche (TH).
- sur votre schéma de morphotype calculé, vous allez inscrire vos mesures actuelles. Pour cela, vous allez répartir par moitié de chaque côté des TP, TT, TH, les centimètres que vous avez trouvés en « plus » ou en « moins » (1 carreau = 1 cm) ; les « plus » étant à l'extérieur du rectangle, les « moins » à l'intérieur du rectangle ;
- rejoignez entre eux les trois points notés de chaque côté du rectangle.

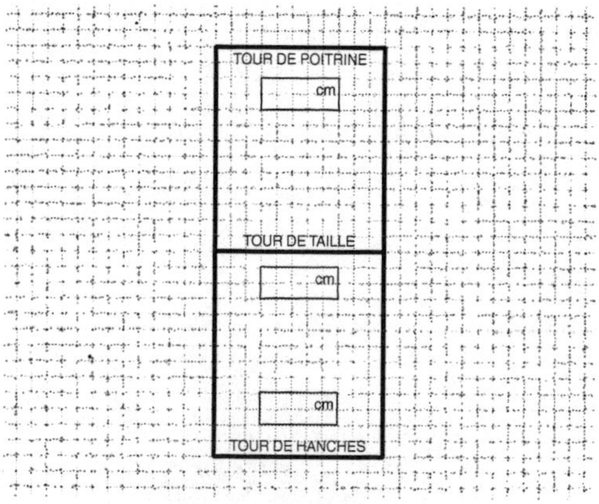

Morphotype mesuré

Vous avez obtenu votre morphotype mesuré. C'est donc votre silhouette actuelle.

Exemple

Pour une femme de 168 cm de hauteur, ayant un poignet de 5,8 cm de large :

- le morphotype calculé sera :
  TP = 98
  TT = 68
  TH = 98
- ses mensurations actuelles étant

TP = 95
TT = 72
TH = 112
Son morphotype mesuré sera : Chéops (voir p. 71).

Identifiez votre morphotype

L'évaluation morphologique que vous venez de faire vous permet de connaître maintenant vos défauts physiques et vos valeurs souhaitables et ce n'est pas forcement un moment de bonheur, je vous l'accorde.

Mais vous aviez absolument besoin d'avoir enfin une idée précise de qui vous êtes, pour savoir en même temps qui vous allez pouvoir devenir en suivant mes conseils et là, c'est une bonne nouvelle !

Depuis longtemps déjà vous vous plaignez d'avoir trop de hanches mais pas assez de seins, ou un peu trop de ventre et un torse pas assez développé, ou une taille fine mais pas de fesses ou l'inverse. Chacun d'entre nous croit en toute bonne foi être plus victime que responsable de ses petits défauts physiques, ce qui est dans la plupart des cas totalement faux !

Votre silhouette est en effet le résultat de vos habitudes alimentaires et vous la trouverez obligatoirement dans l'une ou l'autre des grandes familles morphologiques, ce que je vais vous montrer dans les chapitres suivants.

Parmi vous, certains sont enrobés à des endroits bien précis, d'autres ne savent pas par où commencer pour perdre du poids, mais la plupart d'entre vous n'ont qu'une idée en tête : perdre du poids, parfois à n'importe quel prix.

Là, je vous mets tout de suite en garde : ne pensez plus à perdre du poids mais à rééquilibrer votre alimentation afin de rééquilibrer votre métabolisme, ce qui permettra à votre corps de rééquilibrer ses formes et son poids.

Ce raisonnement devra vous guider toute votre vie si vous ne voulez plus courir inutilement après un régime dangereusement carentiel vous faisant perdre notamment des centimètres exactement là ou il ne fallait pas en perdre, ou en reprendre plus que vous n'en avez perdus !

Ne mettons pas la charrue avant les bœufs, et voyons d'abord ensemble à quel morphotype vous appartenez et dans quel sens vous allez devoir modifier votre alimentation pour retrouver un corps en bonne santé et esthétiquement bien équilibré.

Cependant, l'expérience m'a montré qu'un morphotype ne peut que très rarement se définir en un seul trait sur la feuille. Bien sûr, il y a de parfaits Galilée, de superbes morphotypes Athlétique, de gracieux Ascétique et comme je vous l'ai déjà promis, rien ne vous empêchera toutes et tous d'y parvenir, mais ceux-là mêmes auront de petites variations, incluses dans une zone grisée entourant le trait de référence (le trait plus épais que les autres).

L'inscription de votre silhouette dans la zone grisée permet de situer votre morphotype de base, la variation de celui-ci autour du trait de référence donnant la tendance à un « sous-morphotype » que seul un chrono-nutritionniste expert en Morpho-nutrition pourra vous révéler.

■ *Morphotype Galilée*

C'est le morphotype d'une personne « parfaite », c'est-à-dire la description d'un corps à la fois beau esthétiquement et équilibré, donc en bonne santé.

Cette morphologie idéale, à laquelle chacun d'entre nous peut prétendre, se définit ainsi :

– un tour de poitrine égal à celui des hanches ;

– pour les femmes, un tour de taille de 30 cm de moins que celui-ci et, pour les hommes, de 20 cm de moins.

Ses valeurs actuelles sont identiques à ses valeurs souhaitables.

Les caractéristiques du morphotype Galilée sont :

Galilée
Un visage fin
Un tour de poitrine égal à celui des hanches
Une taille fine
Des membres bien proportionnés

Le morphotype Galilée se traduit par le schéma suivant :

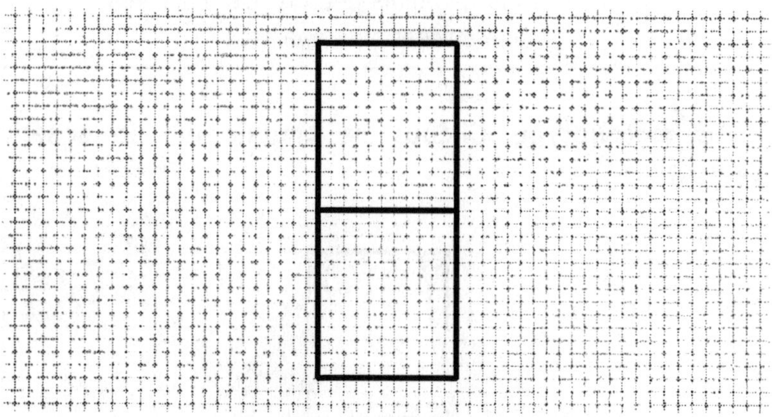

Commentaire : valeurs actuelles = valeurs souhaitables.

■ *Morphotype Chéops*

C'est un type morphologique qui touche essentiellement les femmes.

Dans ce type, on a une impression de bassin large, avec une **silhouette en pyramide.**

Le volume corporel s'est déplacé vers le bas, les hanches s'arrondissant pendant que la poitrine s'amaigrit.

Une variante cependant : les seins peuvent être assez ronds, mais sur un torse maigre par manque de muscles pectoraux.

Dans le type Chéops, le poids n'est pas le principal problème : en effet, les Chéops sont, en général, plus gros que lourds.

Les caractéristiques du morphotype Chéops sont :

Chéops
Peu de seins
Une taille épaisse
Des hanches fortes ou très fortes
Des fesses larges mais peu ou pas musclées
Des cuisses très épaisses

Le morphotype Chéops se traduit par le schéma suivant :

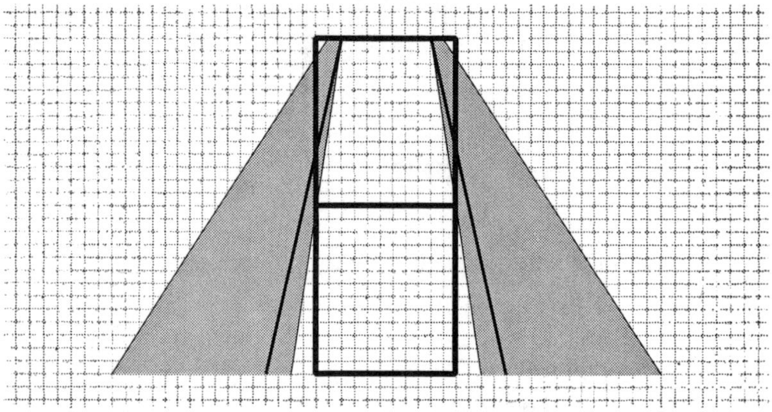

Commentaire : culotte de cheval souvent très prononcée, avec présence quasi obligatoire de cellulite sur les fesses, les hanches et les cuisses.

■ *Morphotype Maya*

Ce morphotype, de la même forme que le morphotype Chéops s'en écarte cependant notablement. En forme de pyramide tronquée, le corps n'est pas maigre du haut mais le plus souvent normal, les kilos et les volumes étant stockés dans le milieu et le bas du tronc, au niveau de la taille et des hanches.

Le Maya, souvent pas plus gros du bas que le Chéops pèse cependant beaucoup plus lourd que celui-ci, et chez les Maya, la silhouette paraît moins déséquilibrée que chez les Chéops, pour des raisons que je vous expliquerai plus loin. On remarque aussi cette silhouette chez les hommes.

Les caractéristiques du morphotype Maya sont :

Maya
Des seins ou pectoraux normaux ou un peu augmentés
Des bras normaux ou un peu dodus
Une taille épaisse
Des fesses larges et dodues
Des hanches larges
Des cuisses et des jambes trop grosses

Le morphotype Maya se traduit par le schéma suivant :

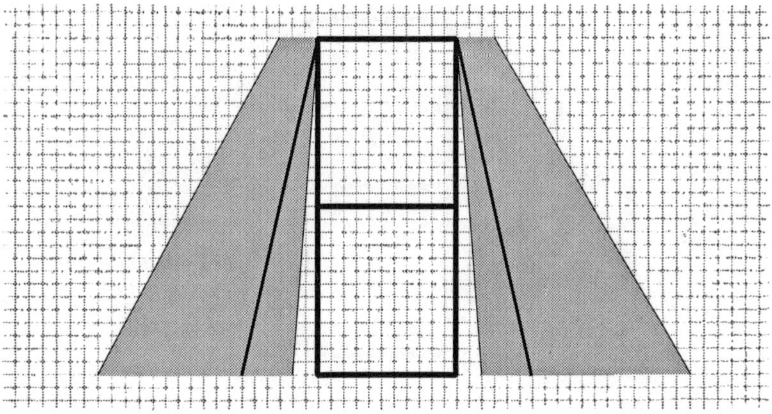

Commentaire : on peut définir ainsi le Maya : plus on descend plus il y en a.

Morphotype Rubens

C'est un morphotype courant chez les femmes gourmandes mais qui essayent de maigrir en utilisant la mauvaise méthode mais également chez les adolescents garçons et les jeunes hommes.

Les volumes se situent dans le bas du corps et les Rubens sont bien en chair, mais ils ne font pas partie des morphotypes les plus lourds.

Les caractéristiques du morphotype Rubens sont :

Rubens
Une poitrine normale
Des seins un peu alourdis
Des bras et avant-bras dodus
Une taille très épaisse
Des hanches larges
Des fesses dodues
Des cuisses larges (avec de la cellulite)
Des jambes dodues

Le morphotype Rubens se traduit par le schéma suivant :

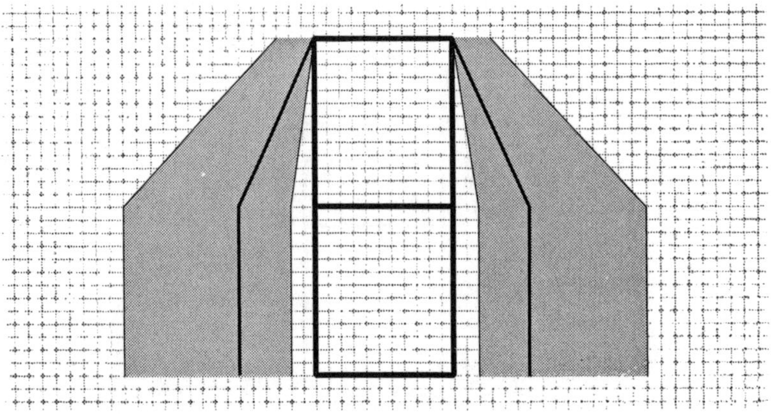

Commentaire : un morphotype qui plaisait beaucoup il y a deux siècles mais n'attendez pas qu'il revienne à la mode !

▪ *Morphotype Schwartzy*

La silhouette du type Schwartzy est essentiellement masculine très rarement féminine, la gent masculine étant beaucoup plus fréquemment accro au bodybuilding. En forme de pyramide inversée, elle est athlétique et parfois anguleuse.

On se trouve face à un corps sec, exempt de graisse, où l'ensemble des volumes musculaires se trouve situé dans le haut.

Les caractéristiques du morphotype Schwartzy sont :

Schwartzy
Un torse très développé (en déséquilibre avec le reste du corps)
Une poitrine très musclée, mais des seins inexistants
Des bras musclés
Une taille fine
Un ventre plat et musclé
Des fesses maigres et musclées
Des jambes normales ou fines

Le morphotype Schwartzy se traduit par le schéma suivant :

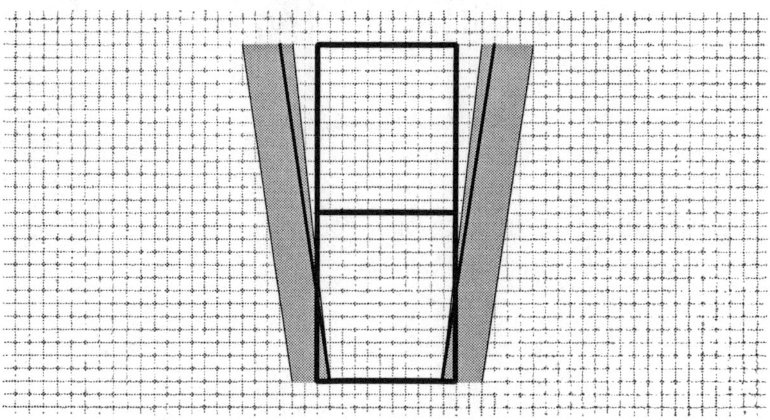

Commentaire : trop de muscles, pas assez de gras.

■ *Morphotype Athlétique*

C'est un super Galilée, aussi bien proportionné que celui-ci mais dont toutes les mensurations sont en dehors des côtés du rectangle idéal, auxquels elles sont toutes parallèles.

Les caractéristiques du morphotype Athlétique sont :

Athlétique
Un torse très développé Un ventre très musclé Des fesses très musclées

Le morphotype Athlétique se traduit par le schéma suivant :

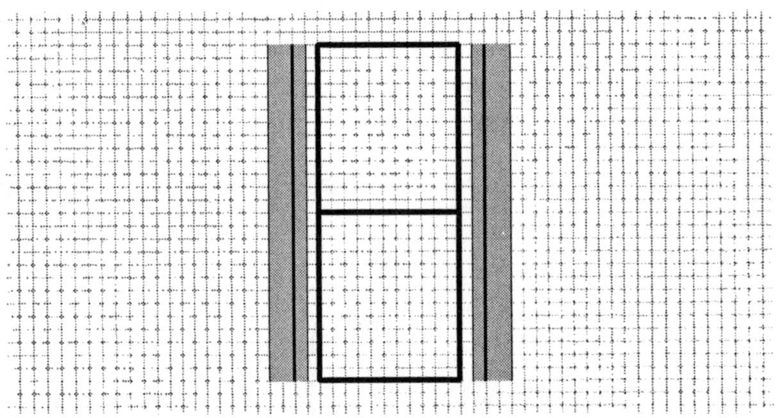

Commentaire : silhouette bien équilibrée, mais plus lourde et plus massive que celle des Galilée.

■ *Morphotype Don Camillo*

C'est un morphotype beaucoup plus répandu chez les hommes que chez les femmes... Sauf si celles-ci font un métier d'homme. Le tronc est massif, alourdi par la graisse qui s'est stockée vers le haut et le milieu de la silhouette.

Les caractéristiques du morphotype Don Camillo sont :

Don Camillo
Des seins anormalement développés pour un homme
Une augmentation du volume global du tronc et des bras
Des avant-bras dodus
Des fesses normales ou peu musclées
Des cuisses et des jambes normales ou maigres

Le morphotype Don Camillo se traduit par le schéma suivant :

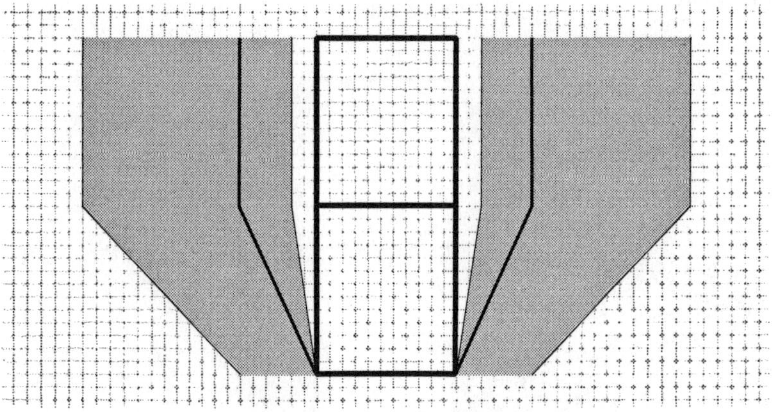

Commentaire : un gros tronc au-dessus de cuisses et de jambes qui paraissent plus maigres qu'elles ne le sont en réalité.

■ *Morphotype Monastique*

Pour être plus imagé, on peut dire qu'il s'agit d'une silhouette en forme de tonneau. Tout le volume se situe au niveau du ventre, qui est porté en avant. Bizarrement, le reste du corps, et en particulier les jambes et les bras, est plutôt fin.

Les caractéristiques du morphotype Monastique sont :

Monastique
Une poitrine amaigrie
Des seins normaux
Des bras normaux ou maigres
Une taille épaisse avec un ventre proéminent
Des fesses maigres
Des cuisses et des jambes normales ou maigres

Le morphotype Monastique se traduit par le schéma suivant :

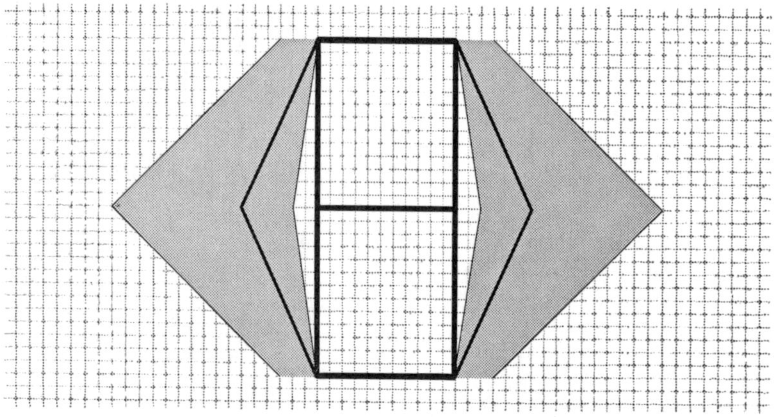

Commentaire : tout dans le ventre et rien ailleurs.

▪ *Morphotype Tronc d'arbre*

C'est la silhouette la plus massive. Au risque de vous faire peur, ce morphotype est le pire de tous, aussi bien sur le plan de la santé que de l'esthétique.

La morphologie est monolithique, c'est-à-dire d'un seul bloc. Il n'y a plus de formes. Plus de taille, plus de hanches, plus de pectoraux ou de seins.

Où que le regard se porte, il y a pléthore.

Le Tronc d'arbre est le type de tous les excès. Ce sont ceux qui mangent de tout, beaucoup, et tout à la fois, sans tenir compte des besoins du corps.

Si ce morphotype est, en général, plutôt masculin, on rencontre malgré tout des femmes Tronc d'arbre.

Les caractéristiques du morphotype Tronc d'arbre sont :

Tronc d'arbre
Un corps massif dans son ensemble
Un visage augmenté de volume
Une disparition de la taille
Des hanches trop fortes
Des fesses semblant aplaties en raison du volume occupé par le bas du dos
Des membres épais

Le morphotype Tronc d'arbre se traduit par le schéma suivant :

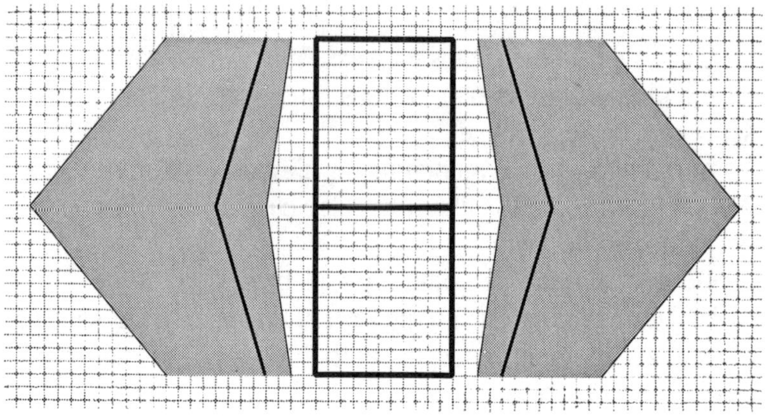

Commentaire : la silhouette de tous les dangers pour la santé.

■ *Morphotype Ascétique*

C'est l'inverse du Tronc d'arbre : il n'y en a pas assez, partout ! Silhouette très prisée chez les mannequins, elle n'est pas recommandée pour la santé et souvent révélatrice de carences.

C'est celle d'une personne maigre, qui mange peu, qui n'a jamais très faim et dont l'appétit est vite calmé. La peur de grossir est souvent à l'origine de ce syndrome.

Les caractéristiques du morphotype Ascétique sont :

Ascétique
Peu de seins ou de pectoraux
Des membres fins
Une taille très fine
Pas de hanches dessinées
Des petites fesses
Des cuisses très fines

Le morphotype Ascétique se traduit par le schéma suivant :

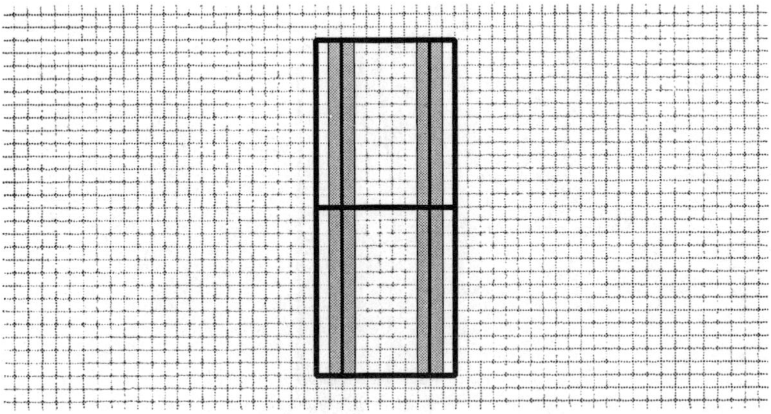

Commentaire : il n'y a pas de réserves de protéines et de gras dans ce corps gracile, attention aux accidents et/ou aux maladies.

■ *Morphotype Cachectique*

C'est la maigreur poussée jusqu'au décharnement, caractéristique d'un très grand âge, mais également triste apanage des anorexiques voulant absolument croire que la beauté se situe dans une maigreur extrême.

Les caractéristiques du morphotype Cachectique sont :

Cachectique
Des seins quasi inexistants et flasques
La poitrine laissant voir les côtes sous la peau
Le ventre creux et recouvert d'une peau flasque
Pas de fesses
Des cuisses, des bras et des jambes si maigres que les articulations paraissent plus grosses

Le morphotype Cachectique se traduit par le schéma suivant :

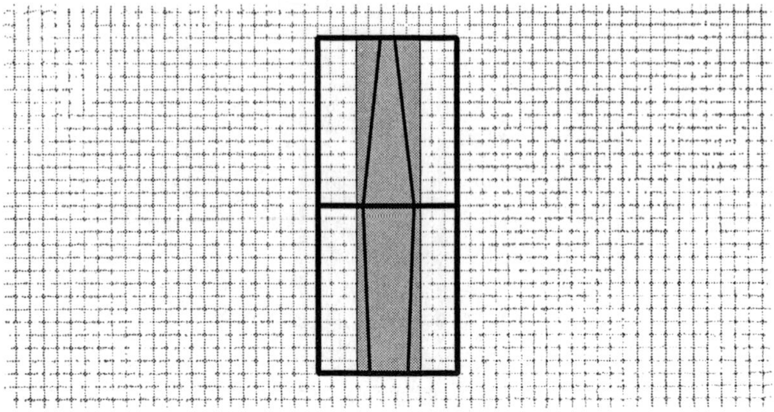

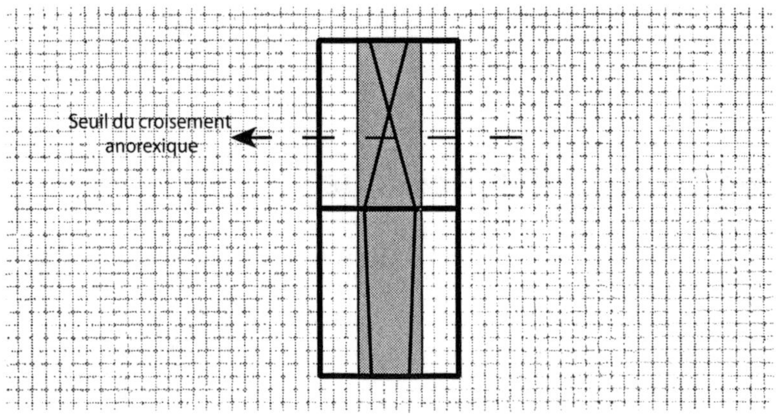

Commentaire : attention ! Même si une seule de vos mensurations est dans la zone du morphotype Cachectique, vous avez un problème avec un ou plusieurs des aliments indispensables à l'équilibre de votre métabolisme et de votre silhouette.

Les morphotypes

Vous avez à présent une idée plus précise du morphotype auquel vous appartenez. Il importe donc ici de rentrer plus en détail dans l'étude de chaque morphotype pour connaître quelles sont les erreurs de chacun d'entre eux et comment, sur la base de la ***Chrono-nutrition,*** chacun pourra moduler cette nouvelle alimentation pour retrouver au plus vite ses formes souhaitables.

En fonction de vos erreurs alimentaires actuelles, vous allez découvrir quelle est la manière la plus rapide de retrouver les formes que vous souhaitez. Mais ces indications sont surtout valables pour le début de votre nouvelle alimentation. Une fois que vous aurez retrouvé cette silhouette « idéale », vous pourrez vous réadapter à la ***Chrono-nutrition*** d'une manière plus générale qui, à long terme, est adaptée à chacun d'entre nous.

Indispensable précision, vous trouverez parfois dans d'autres morphotypes que le vôtre certaines des erreurs que vous faites. Cela signifie tout simplement que vos dérapages alimentaires ne se limitent pas aux principales erreurs ayant abouti à votre silhouette.

Ainsi, à votre morphotype principal peut s'ajouter une tendance vers un morphotype secondaire, ce qui vous sera expliqué par un médecin chrono-nutritionniste ou un chrono-expert diplômés de l'IREN'S.

Et pour bien mettre les choses au point avant que vous alliez explorer la liste des morphotypes afin d'y trouver le vôtre, quel que soit celui-ci et quelle que soit l'intensité et la nature de vos dérapages, il y a 5 catégories d'aliments interdits à vie... **Et c'est** hélas, pour certaines et certains d'entre vous prêts à en débattre, **non négociable :**

- **les yaourts** sous toutes les formes
- **le lait** (à partir de l'âge de deux ans !)
- **les potages,** soupes, bouillons et autres consommés
- **les fromages blancs,** petits suisses, fromages sous forme de crème semi-liquide
- **tout aliment allégé**

Petite précision sur les eaux :

Sauf cas à part, nécessités pour des raisons médicales précises, elles seront faiblement minéralisées :
- plates (Evian, Volvic ou eau du robinet filtrée)
- pétillantes (Salvetat, Perrier bleu)

Enfin n'oubliez pas que les programmes quotidiens proposés pour chaque morphotype sont destinés à rééquilibrer rapidement votre métabolisme et vos formes grâce à des apports alimentaires volontairement réduits ou augmentés. **Une fois que vous aurez réussi à retrouver vos formes et votre poids souhaitables, vous devrez revenir à la journée type (voir p. 33).**

Vous pourrez ainsi suivre le programme de croisière de la Chrono-nutrition qui vous permettra, à toutes et tous, de conserver aussi longtemps que vous le suivrez, un poids et des formes équilibrées.

Vous trouverez à la fin de chaque chapitre quatre recettes couvrant une journée de Chrono-nutrition, suivies de conseils de mise en beauté pour vous aider à gérer encore plus efficacement votre retour vers un poids et des volumes aussi parfaits que possible.

Pour les conseils de mise en beauté de chaque morphotype j'ai demandé :

– au **Docteur Jean-Pierre Campagne, micro-nutritionniste,** de conseiller les compléments alimentaires utiles.
– à **Natacha Letendre,** experte en esthétique, de décrire la **cosmétologie,** les soins corps et visage et les soins de **physiothérapie** adaptés.

Docteur Jean-Pierre Campagne
Ancien interne des Hôpitaux,
Attaché à l'Hôpital de la Croix-Saint-Simon.

Rhumatologue installé depuis 16 ans à Paris, le Docteur Jean-Pierre Campagne, après avoir obtenu de nombreux diplômes universitaires dans les domaines des pathologies liées à la rhumatologie (notamment du sport), complète son important cursus par des formations diplômantes dans les domaines de l'alimentation, la santé et la micronutrition, les nutraceutiques, alicaments et aliments de santé.

Attaché au service de rhumatologie et médecine interne de l'hôpital de la Croix-Saint-Simon depuis 16 ans, dont on connaît l'expertise dans les problèmes d'infections ostéoarticulaires après gestes invasifs ou pose de prothèse, il est également membre de l'APR (Association Paris Rhumato) et de l'association des rhumatologues, ainsi que membre du conseil de rédaction du périodique Abstract Nutrithérapie.

Natacha Letendre
Esthéticienne.

Diplômée en Esthétique Cosmétique au lycée Germaine-Coty à Le Havre en 1998, elle obtient en 2000 le BP d'Esthétique Cosmétique au centre de formation PIGIER à Rouen.

Immédiatement engagée en tant qu'esthéticienne dans un grand magasin Rouennais, elle devient dès 2002 responsable de l'équipe d'esthétique, formatrice sur tout l'ouest de la France en « soin contour des yeux » et expert évaluateur des candidates au diplôme pour une grande maison de cosmétologie.

En 2005 elle devient responsable adjointe du magasin, complète sa formation de spécialiste par une qualification en maniement des appareils d'amincissement de nouvelle génération (appareils à hautes et basses fréquences, appareils à infrarouge, technique de la luminescence).

Depuis 2006 elle est gérante et assure la direction de l'institut de Beauté Chrono-mince à Rouen, espace de 180 m^2 dédié entièrement à la beauté, à la relaxation et au bien-être.

Les Chéops

C'est un morphotype très répandu chez les femmes. Il peut se résumer par une silhouette en pyramide. Ainsi, les personnes de ce morphotype sont fines du haut, avec tout le volume centré sur le bas du corps.

■ *Vos mesures*

En calculant la différence entre vos valeurs actuelles et vos valeurs souhaitables, vous avez obtenu :

- un tour de poitrine actuel inférieur à votre tour de poitrine souhaitable : **vous n'avez pas assez de poitrine.**
- un tour de taille actuel égal ou supérieur à votre tour de taille souhaitable : **vous avez une taille normale ou trop épaisse.**
- un tour de hanches actuel très supérieur à votre tour de hanches souhaitable : **vous avez des hanches trop fortes, voire même beaucoup trop fortes.**

■ *Vos erreurs alimentaires*

Vous mangez :	– beaucoup trop de légumes – pas suffisamment de viande, voire même pas du tout – pas assez d'aliments gras, voire même pas du tout – des yaourts de toutes natures – pour beaucoup d'entre vous, régulièrement des aliments allégés – du potage tous les jours, cela vous paraît utile, voire même indispensable

Les principes diététiques classiques vous ont fait croire que manger des végétaux et suivre une alimentation la plus légère possible, ou pire encore allégée, vous donneraient une belle silhouette. Les femmes Chéops sont donc de grandes dévoreuses de végétaux, soit pour maigrir, soit pour aller à la selle, et d'aliments lights, zéro pour cent, allégés et autres faux-amis.

Si vous êtes Chéops, votre problème est peut-être d'être trop végétarien (vous mangez trop de végétaux), ou plus encore végétalien (vous ne mangez que des végétaux).

Les végétariens (ou, plus généralement, ceux qui mangent trop de végétaux) associent certaines protéines animales à leurs végétaux ; les végétaliens ont décidé de passer à l'état d'herbivores. Quant aux adeptes des allégés, ils remplacent la nourriture normale par des trucages alimentaires encore plus redoutablement carentiels.

Il va falloir dans tous les cas compenser l'excès de légumes, et surtout veiller à devenir plus carnivore, votre silhouette trahissant le profond déséquilibre de votre alimentation quotidienne.

Pour réapprendre à devenir carnivore, sans trop de peine, et à manger suffisamment gras, sans excès, il faudra vous réhabituer à une cuisine logique, adopter progressivement un style de vie très différent du vôtre, en acceptant de dévorer comme des loups au lieu de brouter comme des moutons.

Dernier conseil aux Chéops : vous croyez avoir un gros appétit. En réalité, ce sont les carences en protéines qui donnent cette sensation de faim.

■ *Les risques*

Pour ce morphotype, ils sont esthétiques et carentiels à la fois, votre alimentation pauvre en protéines animales retentissant sur votre santé :

– **pas assez de viande** entraîne la perte des muscles et notamment des pectoraux.

– **pas assez de gras** donne une peau sèche et maltraite vos cheveux, vos ongles, vos gencives, vos articulations.

– **trop de féculents** donne du ventre.

– **trop de légumes** vous gratifie d'une culotte de cheval et de cellulite. En effet, les légumes contiennent beaucoup d'eau et de sels minéraux. Et cette eau, fortement minéralisée, sera lentement distillée dans le système lymphatique et favorisera le développement de la cellulite.

En vieillissant, ce type d'alimentation vous fait courir d'autres risques, notamment des ulcères variqueux, ou pire des escarres, le cauchemar des gériatres. Tout cela par insuffisance des réserves en protéines et gras nécessaires à construire les cellules et régénérer les tissus.

De plus, les Chéops se fatiguent beaucoup plus vite que les autres et affichent une moindre résistance à l'effort, au stress et aux infections. Ayant besoin de beaucoup de sommeil, ils ont souvent des fins de matinée et des débuts d'après-midi difficiles.

■ *Que corriger ?*

LES VOLUMES

Attention, vous avez plus de volume que de poids à perdre. Il sera donc tout à fait normal que pendant plusieurs semaines, voire même plusieurs mois si vous étiez végétarien (vous mangiez trop de végétaux) ou un pur végétalien (vous ne mangiez que des végétaux), vous ne perdiez que peu de kilos, mais énormément de centimètres. Vous illustrez ainsi la différence essentielle entre diététique et nutrition, la première ne voulant faire perdre que du poids alors que la seconde s'efforce de rééquilibrer les volumes.

Vous ne serez donc pas étonné que je sois très souvent obligé d'expliquer ce processus aux végétariens venant me consulter pour perdre du poids. Cette mise au point évitant tout désappointement devant une balance indiquant le même poids au fil des jours.

Je vous conseille donc fortement de prendre régulièrement vos mensurations plutôt que de vous peser. C'est là que vous verrez vraiment les résultats de vos efforts.

LA POITRINE ET LES SEINS

À l'évidence, une Chéops doit retrouver des seins, ou du moins ne pas en perdre, si elle veut rééquilibrer correctement sa silhouette.

Mais souvenez-vous : les sucres rapides vont dans les seins, tandis que les légumes verts et les allégés vont dans les hanches et les fesses.

LA TAILLE

Il faut l'affiner en diminuant les proportions de végétaux et en augmentant les proportions de viande.

LES HANCHES ET LE VENTRE

Grâce à la Morpho-nutrition, vos hanches vont dégonfler et votre ventre s'aplatir en se musclant en même temps que vous conserverez ou embellirez vos seins.

LES FESSES ET LES CUISSES

Vos fesses sont trop molles et vous avez le haut des cuisses en culotte de cheval. Il va donc falloir remuscler tout ça et cela sera possible en augmentant les aliments d'origine animale.

■ *Comment rééquilibrer ?*

L'essentiel pour vous est de redevenir carnivore et de mieux répartir vos aliments dans la journée en respectant les proportions données.

Le but étant de vous faire manger à nouveau comme tout le monde.

Réincorporez dans votre alimentation tout ce que vous en aviez banni : à commencer par les fromages bien gras, la viande grasse, les gras végétaux (amandes, noix, noisettes, etc.). Leur élimination de vos menus était génératrice de carences (protéines et gras animaux, gras végétaux).

Rassurez-vous : vous ne grossirez pas, vous allez même mincir parfois très vite des hanches et vous embellirez.

La viande rehaussera le volume de vos pommettes, le fromage du petit déjeuner vous donnera de l'énergie pour toute la matinée et le chocolat du goûter, entre autres avantages, vous dotera d'un superbe tonus cérébral.

Enfin, les personnes de votre morphotype ont tendance à faire de la rétention d'eau. Veillez donc à ne pas trop saler vos aliments.

Suivez-moi sans crainte, vous ne le regretterez pas.

Comment corriger vos erreurs

En mangeant :
- plus de fromage le matin
- plus de viande le midi et un peu de viande le soir en alternance avec le poisson
- plus de gras végétaux au goûter
- plus de poisson le soir
- moins de légumes

LE PETIT DÉJEUNER CHÉOPS

Le petit déjeuner doit vous permettre de commencer la journée en beauté. Il va surtout vous éviter le fameux « coup de pompe » de fin de matinée. Cet état de fatigue apparaissait soit parce que vous n'aviez rien mangé au petit déjeuner, soit parce que vous aviez absorbé des sucres rapides (miel, confiture, etc.) et semi-rapides (céréales, lait), lesquels provoquaient une montée d'insuline accompagnée d'un état de fatigue. Et la seule manière de répondre à cette montée d'insuline était d'absorber encore du sucre... Or, ce sucre serait si bénéfique s'il était pris au goûter !

Le fait de manger le matin des lipides (fromage, beurre) et des sucres lents (pain) va rétablir votre métabolisme et vous découvrirez rapidement le bonheur de cette alimentation naturelle qui permet de tenir toute la matinée, sans fatigue.

- **Le fromage**

Faites-vous plaisir. Reprenez goût aux bons fromages. Ne craignez plus de manger ceux que vous aimez, de préférence bien gras. Mais oubliez définitivement le lait et les yaourts qui contiennent du lactose, facteur de croissance et d'extension volumétrique réservé aux nourrissons !

Je peux vous assurer qu'il vous faudra à peine 8 jours pour adopter ce nouveau petit déjeuner. Au point de ne plus pouvoir vous en passer.

Respectez les quantités adaptées à votre taille (voir p. 19) :

Pour une personne d'1,70 m : 70 g de fromage les jours de repos et 100 g les jours d'activité.

Vous n'êtes pas très amateur de fromage ou vous avez des difficultés à accepter leur ingestion matinale ? Cachez-les dans des tartes, des quiches ou même des pizzas au fromage, au lieu de les accompagner de pain tartiné de beurre.

Vous détestez vraiment le fromage ? Offrez-vous le plaisir de 2 ou 3 œufs sur le plat, confortablement gratinés et délicatement posés sur une grosse tartine de pain de campagne grillée.

- **Les potages**

En général, les Chéops adorent les potages. Mais, de grâce, oubliez-les ! Vous ne pourriez pas éliminer toute l'eau qu'ils contiennent car elle est retenue par les sels minéraux des légumes et le sel utilisé pour saler le potage.

- **Le pain**

Ôtez définitivement de votre alimentation tout pain allégé et tous les pains fabriqués industriellement. Reprenez des pains naturels, qu'ils soient de campagne, complets, au son, de seigle... pourvu qu'ils soient constitués de bonnes céréales et sans autres produits que de l'eau, du sel et du levain.

Vous en mangerez la quantité qui correspond à votre taille (voir p. 19), pas plus, pas moins, avec le plaisir de varier tous ces pains à votre fantaisie.

Respectez les quantités de pain suivant votre activité et votre hauteur :

Pour une personne d'1,70 m : 60 g de pain les jours de repos et 70 g les jours d'activité.

- **Le beurre**

Sauf pour les personnes souffrant d'hypertension artérielle, auxquelles le sel est hélas formellement interdit, le beurre peut être aussi bien salé que demi-sel ou doux.

Il en faut assez peu, mais il en faut et son apport en vitamine A est indispensable le matin.

Et si vous souffrez d'hypercholestérolémie surtout pas de soi-disant beurres végétaux, aimable façon de désigner d'inutiles margarines, mais 1 cuillerée à soupe d'huile d'olive, qui a l'avantage sur le beurre de ne pas contenir d'acide butyrique, nocif pour vous.

Respectez les quantités de beurre suivant votre taille :

Pour une personne d'1,70 m : 20 g de beurre.

Si vous n'aimez vraiment pas le beurre, vous devrez le remplacer par 1 cuillerée à soupe d'huile d'olive et si vous détestez l'huile d'olive, augmentez de 10 g votre quantité de fromage.

- **Les boissons**

Surtout pas de lait s'il vous plaît, vous savez à quel point le lactose confère à celui-ci un pouvoir grossissant. De toute façon, vous n'aurez plus besoin de cet aliment pour compenser votre manque de protéines, puisque vous allez accepter de redevenir carnivore.

Pas de fruits non plus (y compris sous forme de jus), ce n'est pas l'heure.

Pas de cacao. Le chocolat est un aliment qui se mange et dans ce cas, il est trop tôt. Ou alors, cacao sans sucre et à l'eau... Mais je doute que sous cette forme vous en ayez toujours envie !

Il vous restera comme pour tous les autres morphotypes :

• **café, thé, tisanes et autres infusions** à condition qu'on n'y mette ni lait ni sucre ni édulcorant, ou tout simplement une **eau plate ou pétillante**, choisie dans la liste des eaux peu minéralisées recommandées p. 68.

LE DÉJEUNER CHÉOPS

• **Les viandes**

C'est votre point faible. Vous n'en mangez pas assez. Dorénavant « carnivore d'abord » doit être votre credo. Mais n'assimilez pas le mot viande obligatoirement à des morceaux rouges et sanguinolents en les qualifiant de « barbaque », comme me l'a dit un jour une patiente végétalienne, et la plupart d'entre vous mangeront bien volontiers un bœuf Bourguignon, du bœuf en daube ou un pot-au-feu, votre dégoût se focalisant très souvent sur le bifteck, le rôti ou, pire encore à vos yeux, le steak tartare.

Tout comme pour le matin, il faut changer radicalement vos habitudes au repas de midi et venir à bout des réflexes herbivores, parfois bien ancrés, qu'il faudra combattre victorieusement.

Pour vous réhabituer à la viande, vous pouvez commencer par des viandes blanches, en sauce ou grillées, et réapprendre à apprécier les assaisonnements et les sauces.

N'ayez plus peur de prendre des kilos à cause d'un bon plat de viande en sauce. Sachez seulement le manger au bon moment de la journée.

Si vraiment votre répulsion pour la viande vous parait insurmontable, la meilleure solution sera :

– soit de consulter un chrono-expert ou un médecin chrono-nutritionniste,

– soit d'aller consulter sur Internet les sites :

www.alaindelabos.com ou www.la-chrono-nutrition.fr

Respectez la quantité minimale de viande :

- **Si vous n'avez pas une grosse activité physique,** mangez au moins votre hauteur en centimètres convertie en grammes de viande pesée crue, que vous pouvez remplacer par 3 œufs.
- **Pour une Chéops d'1,70 m : au moins 170 g de viande pesée crue.**

Et si la journée s'annonce très fatigante, vous pouvez ajouter jusqu'à 100 g de plus que votre hauteur en centimètres, convertie en grammes.

Vous pouvez remplacer une fois par semaine la viande par des œufs, que vous pouvez préparer en omelette, durs, mollets, brouillés ou en cocotte… sans oublier d'ajouter un peu de vinaigre à votre plat d'œufs.

Le vinaigre joue en effet un rôle plus important qu'on ne l'imagine sur le plan de la digestion. J'adore l'omelette baveuse mais je serais incapable de la digérer si je n'y ajoutais pas du vinaigre. Si vous avez l'estomac barbouillé après avoir mangé une omelette ou des œufs brouillés, faites comme moi la prochaine fois que vous en mangerez, vous aurez toutes les chances de beaucoup mieux les digérer !

- **Les féculents**

La part maximale de féculents, pour une personne d'1,70 m est de **4 grosses cuillerées à soupe de féculents.**

À vous ensuite, à l'aide du tableau p. 24, d'adapter cette quantité à votre taille.

Vous pourrez les cuire comme vous les aimez, à toutes les sauces pourvu que vous ne dépassiez pas 4 cuillerées à soupe bien pleines.

Mais attention à respecter la règle d'or, valable pour tous les morphotypes :

Si j'ai faim, j'augmente la part de viande, jamais la part de féculents.

LE GOÛTER CHÉOPS

Votre principal problème au moment du goûter est que, ne mangeant pas suffisamment au petit déjeuner et au déjeuner, vous avez une fâcheuse tendance à grignoter dès le début de l'après-midi. Vous devrez donc attendre d'avoir vraiment faim pour goûter, celui-ci étant un repas à part entière, nécessaire à l'équilibre de votre journée. Cessez donc de grignoter à la va-vite un peu n'importe quand et pour cela il vous suffira d'avoir respecté scrupuleusement vos deux premiers repas. Vous pourrez ainsi goûter correctement pour calmer au maximum votre appétit, ce qui vous permettra de faire un dîner le plus léger possible.

- **Les gras végétaux**

Rappelez-vous que cette portion de gras végétaux doit être consommée **au moins 5 heures après votre déjeuner,** quand la faim se fait à nouveau sentir. Si votre déjeuner a été tardif ou un peu trop lourd, le goûter sera retardé, quitte à le substituer au dîner.

Les gras végétaux, qui ont une action apaisante, sont d'utiles coupe-faim pour prévenir un excès d'appétit le soir. Piochez parmi ceux que je vous propose pour le goûter (voir p. 26). N'hésitez pas à varier les goûters d'un jour sur l'autre pour éviter la désagréable impression de manger toujours la même chose et octroyez-vous régulièrement le plaisir de 30 g de chocolat noir.

- **Les fruits et dérivés sucrés**

Certaines femmes Chéops ont suffisamment de seins mais pas assez de poitrine, car elles ne mangent pas assez de viande.

D'autres n'ont pas assez de seins car elles ne mangent pas assez de sucre ou de fruits (et dérivés sucrés). Ou du moins, quand elles en mangent, ce n'est pas au meilleur moment de la journée. C'est pourquoi leur action bénéfique est inexistante. Vous êtes fatigué en fin de journée...

Or, c'est par l'action tonique et défatigante des fruits et dérivés sucrés que vous allez pouvoir terminer la journée sans qu'une baisse d'énergie n'en gâche les dernières heures.

Doublez la part de fruits du goûter, vous ne vous en porterez que mieux, mais dans ce cas, supprimez les légumes au dîner ! L'apport de fibres et de vitamines contenus dans les gras végétaux et les fruits vous permettant de compenser la forte proportion de légumes ôtée de vos repas et surtout de déstocker votre accumulation de cellulite.

Vous réaliserez en même temps un joli stockage au niveau des seins (grâce au sucre contenu dans les fruits), ce qui vous permettra de rééquilibrer encore mieux votre silhouette en vous faisant prendre du volume en haut pendant que vous en perdrez en bas.

LE DÎNER CHÉOPS

Contrairement à d'autres morphotypes, je vous conseille de ne pas sauter le repas du dîner. Les Chéops ont une forte tendance à ne pas manger suffisamment de protéines. Ce que je vous recommande pour le déjeuner peut ne pas suffire à satisfaire votre besoin de vous réapprovisionner en protéines pour la journée. Le dîner a pour vous une plus grande importance que pour les autres morphotypes.

- **Le poisson**

Le poisson s'élimine beaucoup plus rapidement que la viande. C'est pourquoi je le conseille pour le soir. Évitez d'en manger à midi, vous auriez à nouveau faim trop rapidement. Optez de préférence pour des poissons gras (voir liste p. 31) qui contiennent plus de lipides et rééquilibreront plus rapidement votre taux lipidique.

La portion variera en fonction de votre taille et de votre appétit :

Si vous n'avez pas très faim :

- **poisson gras ou fruits de mer à volonté**
- **ou un peu de viande blanche ou de volaille (au maximum 40 g de moins que votre hauteur en centimètres)**

Si vous avez très faim :

- **poisson gras à volonté, en sauce ou pas**

Privilégiez les plats riches, qui viendront compenser la pauvreté des apports protéiques, responsables de votre silhouette initiale. Vous risqueriez sinon de fâcheusement terminer la soirée par des grignotages générateurs de centimètres dans les cuisses... ou de vous réveiller en pleine nuit avec la tentation d'aller vider le réfrigérateur.

- **Les légumes**

Ne vous croyez surtout pas obligé de manger des légumes le soir si vous avez doublé la part de fruits au goûter.

Un peu de légumes suffira largement à assurer vos apports en sels minéraux et ne dépassez surtout pas les doses prescrites (voir p. 29) !

Enfin n'oubliez pas que le programme quotidien proposé pour votre morphotype est destiné à rééquilibrer rapidement votre métabolisme et vos formes grâce à des apports alimentaires volontairement réduits ou augmentés. Une fois que vous aurez réussi à retrouver vos formes et votre poids souhaitables, vous devrez revenir à la journée type (voir p. 33).

Vous pourrez ainsi suivre le programme de croisière de la Chrono-nutrition qui vous permettra de conserver aussi longtemps que vous le suivrez, un poids et des formes équilibrés.

Et pour vous aider à entrer sans crainte et sans souffrir dans votre programme, découvrez, dans les pages suivantes, **quatre recettes** pour une journée de repas savoureux, suivies de **conseils de mise en beauté** pour vous aider à gérer encore plus efficacement votre retour vers un poids et des volumes aussi parfaits que possible.

Galettes fourrées au coulommiers

Pour 1 personne

Préparation : 5 min
Cuisson : 5 min

INGRÉDIENTS

3 galettes de blé noir
100 g de coulommiers
60 g de fromage râpé
1 cuil. à soupe de crème fraîche
1 noix de beurre
Poivre du Sichuan du moulin

- Retirer la croûte du coulommiers.
- Dans une petite casserole, faire fondre à feu doux le fromage avec la crème fraîche et la noix de beurre.
- Dès que le mélange est onctueux, l'étaler à part égale sur les 3 galettes. Mouliner généreusement du poivre du Sichuan.
- Rouler les galettes, les parsemer de fromage râpé et les mettre à gratiner sous le gril du four.
- Déguster dès la sortie du four.

Bon à savoir
Un bon moyen de se réconcilier avec le fromage si on ne l'aime pas.

Les quantités sont calculées pour une personne mesurant 1,70 m, ayant un métier actif.

Bœuf en daube à la niçoise

Pour 6 personnes

Préparation : 20 min
Cuisson : 4 h 10

INGRÉDIENTS

1,5 kg de bœuf (gîte et paleron) coupé en cubes
2 oignons
4 carottes
1 branche de céleri
8 tomates pelées
60 g de cèpes séchés
4 gousses d'ail
1 verre de vin rouge
1 verre à liqueur de marc
1 zeste d'orange de 10 cm environ
2 cuil. à soupe d'huile d'olive
1 pincée de piment de Cayenne
2 branches de thym
1 feuille de laurier
1 bouquet de persil
Sel, poivre de Cayenne

- Faire tremper les cèpes dans l'eau.
- Saler et poivrer la viande.
- Détailler le céleri en morceaux, éplucher les oignons, les couper en quartiers. Couper les carottes en rondelles, éplucher les gousses d'ail.
- Dans une sauteuse, faire chauffer 1 cuil. à soupe d'huile d'olive, y faire rissoler les oignons, les carottes, l'ail, le céleri, le thym et le laurier.
- Dans une cocotte, faire chauffer 1 cuil. à soupe d'huile d'olive et y faire revenir les morceaux de bœuf à feu vif sur tous les côtés puis baisser le feu et les laisser cuire environ 10 min.
- Couper grossièrement les tomates et les ajouter à la viande, ainsi que les légumes rissolés, le verre de vin rouge, le marc et compléter avec de l'eau bouillante, pour recouvrir la viande.
- Porter à ébullition, puis laisser mijoter à feu très doux pendant 3 h. Au bout de ce temps, ajouter les champignons égouttés.
- Vérifier l'assaisonnement, mettre 1 pincée de piment de Cayenne, l'écorce d'orange et laisser cuire encore 1 h.
- Dégraisser la sauce en passant une cuillère à la surface. Servir bien chaud.

Accompagnement

2 pommes de terre (moyennes) cuites à la vapeur et coupées en morceaux par personne.

Bon à savoir

Ce plat peut se confectionner la veille. La graisse remontera à la surface et se figera, et sera ainsi plus facile à ôter.

Les quantités sont calculées pour une personne mesurant 1,70 m, ayant un métier actif.

Pommes, dattes, banane et chocolat

Pour 2 personnes

Préparation : 10 min
Cuisson : 50 min

INGRÉDIENTS

- **4 pommes granny-smith ou reinette**
- **1/2 banane**
- **60 g de dattes**
- **1 cuil. à soupe de sucre en poudre**
- **4 cuil. à soupe de jus d'orange**
- **1/2 cuil. à café de cannelle**
- **60 g de chocolat noir**
- **1 cuil. à soupe d'eau**

• Évider les pommes, inciser leur peau sans les peler et les mettre dans un plat allant au four.
• Dénoyauter les dattes, éplucher la banane et les hacher en petits morceaux.
• Dans un petit bol, mélanger les fruits hachés avec le sucre et la cannelle, puis remplir le cœur des pommes avec le mélange.
• Arroser largement avec les 4 cuillerées à soupe de jus d'orange, enfourner à four chaud à 180 °C (th. 5) et laisser cuire environ 50 min.
• En fin de cuisson mettre dans un petit pot les 60 g de chocolat en petits morceaux et la cuil. à soupe d'eau, passer au four à micro-ondes quelques secondes et arroser largement les pommes sorties du four.

Bon à savoir
Ce plat peut se préparer la veille ou le matin pour la fin de la journée. Il suffira de réchauffer les pommes 3 min au four à micro-ondes à puissance maxi avant de faire fondre le chocolat et de les arroser avec.
C'est un bon goûter pour les gens actifs, mais peu recommandé pour les sédentaires.

Les quantités sont calculées pour une personne mesurant 1,70 m, ayant un métier actif.

Dîner

Escalopes de dinde à la moutarde au miel

Pour 2 personnes

Préparation : 5 min
Cuisson : 15 min

INGRÉDIENTS

2 escalopes de dinde de 130 g chacune
2 cuil. à soupe de moutarde au miel
2 cuil. à soupe de vinaigre de miel
1 cuil. à soupe d'huile d'olive
1 noisette de beurre
Sel, poivre du moulin

• Tartiner les escalopes de moutarde au miel.
• Dans une poêle antiadhésive, faire chauffer l'huile d'olive et le beurre. Quand ils sont chauds, y saisir les escalopes côté moutardé, saler et poivrer. Cuire 1 min à feu vif.
• Pendant ce temps, tartiner l'autre côté des escalopes de moutarde au miel. Les retourner pour les cuire encore 1 min. Baisser le feu et cuire à feu très doux pendant 12 ou 13 min.
• Retirer les escalopes, les poser sur les assiettes de service chaudes. Déglacer la poêle avec le vinaigre de miel. Verser sur les escalopes et servir.

Au déjeuner prévoir 2 escalopes de 250 g chacune et remplacer le fenouil par des lentilles corail. Les quantités sont calculées pour une personne mesurant 1,70 m, ayant un métier actif.

***Les conseils de complémentation alimentaire et de soins qui vont suivre sont certes fort utiles, mais ne sont bien entendu pas obligatoires** et ne peuvent contenir que des généralités, dans la mesure où les conseils précis devront tenir compte de tous vos paramètres personnels (hauteur, activité, rythme de vie, antécédents médicaux éventuels).*

Ils vous permettront d'ajouter un plus à votre démarche vers la beauté, que vous pourrez compléter également en sollicitant mes conseils et ceux de mes collaborateurs sur :

www.alaindelabos.com : site de conseils pour l'alimentation au quotidien ;

www.la-chrono-nutrition.fr : site de conseils médicalisés pour la gestion des cas particuliers et des troubles métaboliques.

Les compléments alimentaires souhaitables des Chéops

Si vous êtes Chéops, votre alimentation comporte pratiquement toujours des déficits alimentaires en apports de protéines, de lipides et de sucre, comme le traduit votre morphotype entrant à l'intérieur en haut du rectangle idéal.

Mais à l'inverse, une surcharge liée à une trop grande consommation de végétaux riches en eau et sels minéraux pousse votre morphotype vers l'extérieur en bas du rectangle de référence.

La beauté est intimement liée à l'équilibre métabolique de l'organisme, contrairement à ce que s'imaginent certains et certaines d'entre vous. Il sera donc nécessaire de corriger les carences dont souffre votre corps victime de vos erreurs nutritionnelles par défaut, et en même temps de chasser cet excès d'eau accumulée dans le bas du ventre, les hanches et les cuisses.

Pour compenser rapidement les carences nous vous conseillons de compléter votre alimentation avec :

• **Au petit déjeuner :**

– un complexe polyvitaminé complété par des oligoéléments ;

– des acides gras complexes à prédominance oméga 6 et oméga 9, en gélules et/ou liquides ;

– des protéines sous forme de gélules ou de sachets hyper protéinés **au goût salé.**

• **Au déjeuner :**

– des protéines sous forme de gélules ou de sachets hyper protéinés **au goût salé ou sucré ;**

– des acides gras complexes à prédominance oméga 3 et oméga 6, en gélules et/ou liquides.

- **Au goûter :**

 – des protéines sous forme de gélules ou de sachets hyper protéinés, sucrés ou au goût sucré ;

 – des acides gras complexes à prédominance oméga 3, en gélules et/ou liquides.

- **Au dîner :**

 – des acides gras complexes à prédominance oméga 3, en gélules et/ou liquides.

Mais à ces manques correspondent des excès, la consommation exagérée de végétaux entrainant une rétention d'eau responsable de troubles circulatoires et de cellulite.

Pour compenser les effets néfastes de votre végétalisme exagéré, il sera utile de prendre :

Contre les troubles circulatoires :

– une cure de solutions tonifiantes à prendre tous les jours entre les repas ;

– des gélules de produits toniques et réparateurs, à prendre tous les jours aux repas.

Contre la cellulite :

– une cure de solutions drainantes à prendre tous les jours entre les repas ;

– des gélules de produits anticellulite à prendre tous les jours aux repas.

La cosmétologie des Chéops

SOINS DU VISAGE

Les Chéops ont très souvent des peaux sèches et/ou fatiguées.

Comme ils souffrent de carences protidiques leur peau manque d'éléments nutritionnels pour se réparer, il faut donc les soulager avec des **soins de nutrition intense.**

À ces peaux sèches et déshydratées, déséquilibrées, qui présentent une profonde déficience de la barrière hydro-lipidique, **un soin nutritif** en institut **une fois par mois** va nourrir, réconforter et fortifier la peau.

Ce soin traite les peaux les plus sèches, soulage les sensations de tiraillement les plus inconfortables et rééquilibre l'hydratation de l'épiderme. La peau est ressourcée, elle retrouve son confort, sa souplesse et sa douceur.

S'ils ont la peau sèche :

- **une crème démaquillante** qui va permettre de démaquiller et nettoyer les peaux les plus sèches grâce aux huiles essentielles (angélique et géranium), suivie d'une lotion tonifiante pour réveiller l'éclat de la peau ;
- **une crème de jour** qui va permettre d'apaiser. Elle va être anti-irritante, hydratante et réparatrice des zones fragiles et irritables. Elle va prévenir et calmer les manifestations des sécheresses associées à une irritation et protéger son « capital-eau » ;
- **un baume de nuit** très nourrissant à base d'huiles essentielles d'angélique et d'huile d'avocat pour un traitement nutritif intensif.

Une fois par semaine : un gommage et un masque nourrissant seront nécessaires pour éliminer les cellules mortes qui obstruent le passage des principes actifs hydratants et nourrissants de vos crèmes. L'application d'un masque va être beaucoup plus concentré que votre crème de jour et va donc pénétrer plus en profondeur.

S'ils ont la peau fatiguée :

- **Le nettoyage et démaquillage** d'une peau fatiguée doit se porter essentiellement sur une action stimulante et préparer celle-ci à des soins réparateurs. Un lait démaquillant suivi d'une lotion tonique seront les plus indiqués, par exemple une lotion tonifiante composée d'huiles essentielles de lavande et de petit grain associées à des eaux essentielles d'orange et tilleul ;
- **une crème de jour** va réveiller l'éclat de la peau ;
- **un baume de nuit** réparateur comportant des huiles essentielles ainsi que des huiles végétales d'avocat et de noisette qui va adoucir, protéger et illuminer le teint.

Des soins complémentaires essentiels sont à préconiser, sous forme **de cures de sérum liftant ou lissant,** au choix, **plusieurs fois par an,** en complément des crèmes habituelles. Un soin spécifique pour le contour des yeux, zone qui trahit parfois de façon très marquée les carences en protéines animales dans l'alimentation.

Dans le cas des peaux fatiguées il faudra réduire la fréquence des gommages à **une fois tous les quinze jours** pour laisser à la peau le temps de se régénérer à l'aide de crèmes « coup d'éclat » appliquées matin et soir. On les complétera par un masque nettoyant à l'argile et aux herbes.

Natacha Letendre enseigne pour cela à ses clientes de l'institut de beauté comment pratiquer l'automodelage de leur visage, afin de stimuler les fonctions réparatrices de leurs tissus superficiels et sous cutanés en favorisant l'oxygénation cellulaire, les pressions provoquant une stimulation de l'afflux sanguin, donc un meilleur apport des micronutriments cellulaires.

C'est un moment idéal pour lutter contre la formation des rides et ridules liées au relâchement des tissus, grâce aux crèmes lissantes comportant différentes huiles essentielles suivant votre type de peau. Grâce aux pressions, les principes actifs qu'elles contiennent seront mieux véhiculés vers toutes les cellules.

Si votre peau est grasse consultez le chapitre des Don Camillo.

SOINS DU CORPS

Pour les Chéops et pour tous les morphotypes indiquant une carence protidique, on pourra recourir en institut à trois sortes de modelages et trois sortes d'enveloppements, à faire pratiquer selon le bilan que l'esthéticienne aura établi :

- **Un modelage activateur de la circulation sanguine**

Les manœuvres de friction revigorantes et stimulantes pour activer la circulation sanguine et faire circuler les énergies. Une huile de modelage à base de sarriette et de citron appliquée au moyen d'une gestuelle très vive qui stimule la microcirculation et favorise les échanges énergétiques de la peau. Une action ciblée sur les problèmes circulatoires.

- **Un modelage détoxifiant**

Des pompages drainants pour cibler, traquer les rondeurs et désengorger les tissus. Une huile à base d'huiles essentielles de basilic et de pamplemousse pour aider à drainer et éliminer les toxines, l'accumulation d'eau et de graisses. Une action ciblée sur les zones les plus engorgées.

- **Un modelage tonifiant**

Des tapotements tonifiants et revitalisants pour aider à lisser et à raffermir la peau. Une huile à base de rose et de *lemongrass* pour aider à tonifier et à restaurer la fermeté des tissus. Une action ciblée sur les zones les plus charnues.

- **Un enveloppement pour activer la circulation sanguine**

Cet enveloppement après des manœuvres de friction va stimuler la circulation sanguine, délasser et rafraîchir.

- **Un enveloppement tonifiant**

La douceur et le confort de cet enveloppement gorgé d'actifs hydratants, raffermissants et anti-âge pour retrouver une peau lisse et tonifiée.

- **Un enveloppement détoxifiant**

L'action bienfaisante d'un enveloppement pour affiner le corps en drainant les toxines, les accumulations d'eau et de graisses.

Les soins de physiothérapie des Chéops

- **Soin minceur anti-capitons par ondes vibratoires**
  Les ultrasons émis vont renforcer l'action des soins amincissants classiques en disloquant le réseau fibreux qui emprisonne les tissus dans les cas de cellulite et en fluidifiant les graisses. Le résultat : une peau plus lisse avec perte de centimètres. Cet appareil associé à un appareil de drainage esthétique est très efficace dans les soins contre la cellulite résistante.

- **Palper-rouler mécanique**
  Le palper-rouler mécanique est une méthode qui consiste à faire rouler et masser la peau. Après plusieurs séances on peut observer différents résultats :

  - Un raffermissement de la peau ;
  - Une diminution de la cellulite ;
  - Un amincissement avec perte visible en centimètres.

  Le palper-rouler mécanique peut être pratiqué à l'aide de différentes machines. Contrairement au palper-rouler manuel il permet une pression plus facile et plus régulière.

Les Maya

Les personnes appartenant au morphotype Maya présentent une silhouette en forme de pyramide tronquée. Comme les Chéops, la plus grande partie du volume du corps se situe dans le bas. Mais chez les Maya, le haut du corps est normal, alors que chez les Chéops il est obligatoirement à l'intérieur du rectangle de référence, signant ainsi la carence en protéines dont ils souffrent tous sans exception. Le Maya mange donc mieux que le Chéops et ne présente pas de carence, mais plus la journée s'avance, plus il mange, d'où cette définition lapidaire de ce morphotype que vous avez pu lire p. 73 :

Dans le Maya, plus on descend, plus il y en a.

■ *Vos mesures*

En calculant la différence entre vos valeurs actuelles et vos valeurs souhaitables, vous avez obtenu :

- un tour de poitrine actuel à peu près égal à votre tour de poitrine souhaitable : **vous avez une poitrine normale.**
- un tour de taille actuel supérieur à votre tour de taille souhaitable : **vous avez une taille trop épaisse.**
- un tour de hanches actuel supérieur à votre tour de hanches souhaitable : **vous avez des hanches beaucoup trop fortes.**

Alors que les seins et les pectoraux des Chéops sont trop petits, ceux des Maya sont normaux. Les Maya exagèrent la quantité de légumes et de végétaux dans une alimentation par ailleurs normale en qualité mais mal répartie dans la journée, si bien qu'ils ne mangent pas assez le matin et le midi, ce qui les poussent à grignoter tout l'après-midi et à trop manger le soir.

■ Vos erreurs alimentaires

Vous mangez :	– pas assez le matin – pas assez de viande le midi et trop de féculents – vous grignotez en fin de matinée et dans l'après-midi – trop le soir – de la viande et des féculents le soir

Si vous êtes Maya, votre silhouette est déséquilibrée vers le bas pour une raison très simple : en fait, votre problème est que vous êtes obligés de compenser dans l'après-midi et le soir vos erreurs alimentaires du petit déjeuner et du déjeuner. Vous n'avez pas ôté tel ou tel aliment, mais vous ne les mangez pas au bon moment. Votre apport en aliment animal est normal, mais au mauvais moment de la journée, si bien que vous stockez les aliments que votre corps ne peut métaboliser, puisqu'il n'en a aucun besoin au moment où vous les avalez.

■ Les risques

– Sur le plan esthétique : une difficulté croissante à vous habiller, le bas et le haut ayant fréquemment deux à quatre tailles d'écart, ce qui vous conduit d'ailleurs en général à vous préoccuper de votre problème.

– Sur le plan de la santé : le plus souvent des troubles de la circulation veineuse dans les membres inférieurs, un sommeil de mauvaise qualité l'excès de nourriture le soir et les grignotages fatigant votre organisme qui devra digérer la nuit alors qu'il préférerait se contenter de son travail quotidien de reconstruction, qu'il doit accomplir en priorité à chaque fois que vous dormez. À plus ou moins court terme une gêne pour votre cœur. En vieillissant un handicap pour vos articulations.

■ *Que corriger ?*

LE POIDS

Contrairement aux Chéops, vous êtes lourd(e). Et contrairement à toute idée reçue, c'est en mangeant mieux le matin et le midi que vous maîtriserez votre poids sans peine, en même temps que vos formes.

LA TAILLE

Il faudra l'affiner en cessant de grignoter et/ou de manger du pain à tous les repas.

LE VENTRE

On pourra le réduire notablement en réduisant les féculents et les légumes à des valeurs correctes.

LES HANCHES ET LES FESSES

En cessant de trop manger le soir, ce qui sera facile si vous mangez bien le matin et le midi... et que vous ne sautez pas le goûter !

■ *Comment rééquilibrer ?*

Votre problème est en fait tout simplement d'être désorganisé(e) dans votre programme alimentaire quotidien.

Vous apprendrez tout d'abord à bien replacer chaque aliment au moment qui convient dans la journée.

Il va également falloir compenser les excès en réorganisant vos repas, notamment ceux du midi et du soir au cours desquels les protéines reprendront la place prépondérante qui leur est due.

Ce que vous ferez en remettant la part animale de votre alimentation dans les bonnes proportions et en diminuant la part de végétaux.

Comment corriger vos erreurs

En mangeant :
- mieux le matin
- moins de féculents le midi
- pas de pain à table, sauf le matin au petit déjeuner
- pas de grignotages l'après-midi et/ou le soir
- pas de viande ni œufs ni féculents le soir

Le schéma alimentaire quotidien sera le même que celui des Chéops, mais les Maya ont quelques travers bien particuliers à combattre.

LE PETIT DÉJEUNER MAYA

Pour parvenir à retrouver la silhouette dont vous rêvez, il va falloir changer du tout au tout vos mauvaises habitudes matinales. Oubliez le sucre, les céréales, les yaourts et le lait. La quantité de fromage du matin couvrira largement vos besoins en calcium. Oubliez aussi tous les produits allégés que vous avez longtemps imaginés anodins et sans incidence sur votre volume. Encore un petit effort pour abandonner la confiture du matin. Un peu de patience : vous pourrez vous régaler de cette gourmandise sucrée à l'heure du goûter.

La composition de votre petit déjeuner est celle de tous les morphotypes, c'est-à-dire qu'il vous faudra manger du fromage, du beurre et du pain.

- **Le fromage**

Votre nouvelle devise sera : « fromage, avant tout ». Tous les types de fromage vous seront bénéfiques. Et ne soyez pas regardant sur le taux de matières grasses. L'important est de vous donner l'énergie suffisante pour démarrer la journée en beauté.

Respectez les quantités adaptées à votre activité et à votre taille (voir p. 19) :

Pour une personne d'1,70 m : 70 g de fromage les jours de repos et 100 g les jours d'activité.

Si vous avez très faim, pas de problème, ajoutez des œufs et de la charcuterie autant que vous avez faim.

Pour éviter la lassitude, préparez-vous une assiette avec plusieurs portions de fromages variés (à pâte dure, à pâte molle, à croûte fleurie...). Profitez-en, il existe en France plus de 375 fromages, vous pouvez donc en goûter au moins un par jour !

- **Le beurre**

Vous pouvez choisir du beurre doux, salé ou demi-sel, sauf si vous souffrez d'hypertension artérielle car dans ce cas le sel vous est interdit.

Respectez les quantités adaptées à votre activité et à votre taille :

Pour une personne d'1,70 m : 20 g

Si vous n'aimez vraiment pas le beurre, vous devrez le remplacer par 1 cuillerée à soupe d'huile d'olive et si vous détestez l'huile d'olive augmentez de 10 g votre quantité de fromage.

- **Le pain**

Puisque vous allez diminuer la quantité de végétaux que vous mangiez en excès, il vous faudra retrouver des fibres dans d'autres aliments pour éviter des problèmes de transit intestinal.

Choisissez des pains non industriels, si possible au levain et riches en fibres comme du pain au son, au seigle, complet...

Respectez les quantités adaptées à votre taille et à votre activité :

Pour une personne d'1,70 m : 60 g de pain les jours de repos et 70 g les jours d'activité.

LE DÉJEUNER MAYA

Comme pour tous les morphotypes, votre déjeuner se composera de viande et de féculents (voir la journée type p. 32). Jusqu'à présent vous mangiez suffisamment de protéines animales, mais trop de légumes et de féculents. En suivant les principes de la Chrono-nutrition, vous allez réduire les apports en légumes et féculents. Oubliez aussi tous les plats préparés, dits « allégés » : ils vous feraient peut-être perdre du poids dans un premier temps, mais ils vous feraient surtout prendre du volume. Car pour satisfaire notre appétit, il faut deux à dix fois plus de nourriture « allégée » que d'aliments naturels.

Ne trichez donc pas avec votre alimentation, ce ne serait pas un bon moyen de perdre du poids. Car si par malheur vous arrivez à maigrir en vous aidant de faux-semblants alimentaires, que ferez-vous ensuite ? Si vous recommencez à manger comme avant, vous reprendrez votre silhouette antérieure additionnée d'un certain nombre de kilos. Et si vous persistez dans la voie des « produits allégés », vous irez tout droit vers la maigreur et son redoutable cortège de carences.

Comme pour les Chéops, il vous faudra définitivement oublier au repas de midi : les légumes, les salades et le pain.

Attention ! Vous devez absolument supprimer définitivement le pain de votre déjeuner, réduire considérablement votre apport en féculents et réserver les légumes pour le dîner.

- **Les viandes**

À midi, l'important va être pour vous de caler votre appétit pour éviter de ne pas avoir trop faim le soir. Il va donc falloir vous habituer à manger beaucoup de viande.

Adaptez cette part de viande à votre activité et à votre taille (voir p. 22), sachant que pour les Maya j'ai augmenté le minimum.

Pour une Maya d'1,70 m : au moins 200 g de viande.

Et si la journée s'annonce très fatigante, vous pouvez ajouter jusqu'à 100 g de plus que votre hauteur en centimètres.

- **Les féculents**

Votre déjeuner sera également constitué d'une quantité raisonnable de féculents, à adapter en fonction de votre taille (voir p. 24).

La part maximale de féculents, pour une personne d'1,70 m est de **4 grosses cuillerées à soupe.**

Préférez les pommes de terre et les féculents frais ou secs, laissez de côté les pâtes, moins conseillées pour les Maya. Vous pouvez également vous régaler de 4 cuillerées à soupe bien pleines de soja ou de champignons. En effet, les champignons sont des légumes un peu à part que vous pourrez manger à l'heure du déjeuner, ce qui aura en plus l'avantage de satisfaire votre envie de végétaux.

Si vous avez une faim dévorante, mangez la viande en premier pour éviter vos débordements végétariens... Calmez votre appétit en reprenant deux fois de la viande s'il le faut, mais surtout pas de féculents. Cela vous permettra de ne pas retrouver ce même appétit le soir.

LE GOÛTER MAYA

Il est pour vous aussi important que pour les Chéops et poursuit un but précis : calmer vos penchants grignoteurs.

Comme vous avez plus d'appétit qu'eux, il faudra donc ne pas le négliger et veiller à le prendre quand vous aurez faim pour qu'il joue son rôle utile de coupe-faim.

Les gras végétaux

Suivez le goûter de la journée type (voir p. 26), avec une préférence pour le chocolat qui est le meilleur des coupe-faim.

Les fruits et dérivés sucrés

Étant donné que je vous conseille de réduire votre part de végétaux, n'exagérez pas votre part de fruits au moment du goûter, vous risqueriez d'exciter votre pancréas et d'être pris le soir d'une très regrettable envie de remanger sucré.

LE DÎNER MAYA

- **Le poisson**

Votre dîner sera essentiellement composé de poisson, dont la quantité importera plus que la nature : gras ou maigre selon votre goût, mais il devra être suffisamment abondant. Ce sera le premier mets du dîner pour vous faire oublier les légumes ou du moins les réduire à leur plus simple expression.

- **Les légumes**

Le soir, essayez de réduire le plus possible votre part de légumes sans jamais dépasser 4 cuillerées à soupe bien pleines si vous mesurez 1,70 m. Cette quantité moyenne est, bien sûr, à adapter en fonction de votre taille (voir p. 29).

Gardez bien en tête que moins vous mangerez le soir, plus vous aurez faim le matin. Évitez donc tout excès tardif pour pouvoir manger un petit déjeuner équilibré le lendemain.

Enfin, n'oubliez pas que le programme quotidien proposé pour votre morphotype est destiné à rééquilibrer rapidement votre métabolisme et vos formes grâce à des apports alimentaires volontairement réduits ou augmentés. Une fois que vous aurez réussi à retrouver vos formes et votre poids souhaitables, vous devrez revenir à la journée type (voir p. 32).

Vous pourrez ainsi suivre le programme de croisière de la Chrononutrition qui vous permettra, toutes et tous, de conserver aussi longtemps que vous le suivrez, un poids convenable et des formes équilibrées.

Et pour vous aider à entrer sans crainte et sans souffrir dans votre programme, découvrez, dans les pages suivantes, **quatre**

recettes pour une journée de repas savoureux, suivies de **conseils de mise en beauté** pour vous aider à gérer encore plus efficacement votre retour vers un poids et des volumes aussi parfaits que possible.

Tartines grillées au camembert et à la ciboulette

Pour 1 personne

Préparation : 10 min
Cuisson : 5 min

INGRÉDIENTS
2 bonnes tranches de pain de campagne (soit 70 g)
80 g de camembert
1 œuf
20 g de beurre
1 cuil. à soupe de crème fraîche
1 cuil. à café de ciboulette ciselée
Sel, poivre du moulin

• Débarrasser le fromage de sa peau, le mettre dans un bol, ajouter le beurre et bien amalgamer le tout avec une fourchette.
• Battre l'œuf avec la crème, puis l'ajouter au camembert, saler, poivrer et battre à nouveau pour obtenir un mélange homogène.
• Griller jusqu'à les dorer les deux tranches de pain de campagne.
• Mettre le bol dans un bain-marie et continuer à remuer jusqu'à ce que la préparation devienne très crémeuse.
• Répartir sur les deux tranches de pain grillé et parsemer avec la ciboulette.

Bon à savoir
Les amateurs pourront parsemer chaque tartine d'une pincée de paprika.

Les quantités sont calculées pour une personne mesurant 1,70 m, ayant un métier actif.

Onglet à l'échalote

Pour 2 personnes

Préparation : 5 min
Cuisson : 4 min environ

INGRÉDIENTS

500 g d'onglet
2 cuil. à soupe d'échalotes hachées
2 cuil. à soupe de vinaigre de xérès
1 cuil. à soupe d'huile d'olive
Sel, poivre du moulin

• Saisir la viande de chaque côté dans une poêle antiadhésive.
• Dès qu'elle est saisie, ajouter l'huile et les échalotes.
• Dès que la viande est cuite, la maintenir sur un plat chaud. La recouvrir de papier aluminium.
• Ajouter le vinaigre dans la poêle en raclant le fond avec une cuillère en bois et laisser réduire.
• Verser sur la viande et servir sur des assiettes chaudes.

Accompagnement
4 cuillerées à soupe bien pleines de pommes de terre sautées par personne.

Les quantités sont calculées pour une personne mesurant 1,70 m, ayant un métier actif.

Chips d'ananas et sorbet à l'orange

Pour 2 personnes

Préparation : 10 min
Cuisson : 1 h 30

INGRÉDIENTS

1/2 ananas, de variété Victoria de préférence
50 g de sucre glace
1 cuil. à soupe de noix de coco râpée
4 quenelles de sorbet à l'orange

• Éplucher le demi-ananas, ôter le cœur à l'aide d'un emporte-pièce.
• Découper l'ananas en tranches très fines au couteau électrique, ce sera plus facile qu'avec un simple couteau.
• Préchauffer le four à 120 °C (th. 4).
• Frotter les tranches d'ananas avec un papier absorbant pour les assécher.
• Verser le sucre glace dans une assiette, passer les tranches d'ananas dans le sucre sur les 2 faces. Secouer l'excédent et les déposer sur du papier sulfurisé sur la grille du four.
• Enfourner pour 1 h 30. Dès qu'elles sont dorées, les retirer du four et les laisser refroidir sur une grille.
• Sur chaque assiette, déposer en éventail des chips d'ananas et 2 quenelles de sorbet à l'orange. Parsemer le tout de noix de coco râpée. Servir aussitôt.

Bon à savoir

Les quenelles de sorbet se façonnent à l'aide de 2 cuillères à soupe face contre face.

Les quantités sont calculées pour une personne mesurant 1,70 m, ayant un métier actif.

Filets de lotte au curry et ses chips de céleri

Pour 2 personnes

Préparation : 20 min
Cuisson : 8 min

INGRÉDIENTS

500 g de filets de lotte
4 cuil. à soupe de Bridélice
1 cuil. à café de curry Madras
2 cuil. à soupe de farine
10 g de beurre
2 cuil. à soupe d'huile d'olive
1/2 boule de céleri-rave
Sel, poivre du moulin

- Porter à ébullition une casserole d'eau salée.
- Éplucher le céleri-rave, le séparer sur sa hauteur en gros bâtons carrés de 2 cm de côté qu'on débitera en chips de 2 mm d'épaisseur.
- Plonger les chips de céleri dans la casserole, compter 3 min après la reprise de l'ébullition, sortir les chips, les égoutter et les réserver sur une assiette.
- Dans une grande poêle antiadhésive, faire chauffer l'huile et le beurre à feu moyen.
- Pendant ce temps, mettre la farine dans une assiette et y rouler les tronçons de lotte en les tapotant pour enlever l'excédent.
- Déposer les morceaux farinés dans la poêle, saler, poivrer, ajouter les chips de céleri et laisser cuire 3 min.
- Dans un bol, mélanger le Bridélice avec le curry, saler, poivrer et chauffer au micro-ondes.
- Retourner les morceaux de lotte et les chips et mettre à feu vif pendant 3 à 5 min suivant l'épaisseur des morceaux de poisson.
- Servir aussitôt sur deux assiettes chaudes, accompagnées du bol de sauce.

Accompagnement

Les légumes du plat constituent la garniture.

Les quantités sont calculées pour une personne mesurant 1,70 m, ayant un métier actif.

Bon à savoir

On pourra faire une purée avec le reste de céleri.
Si on ne dispose pas d'un micro-ondes on versera la sauce dans la poêle où cuit le poisson, 2 min avant de servir le plat.
On sait que le poisson est cuit quand il est bien blanc.

Les conseils de complémentation alimentaire et de soins qui vont suivre sont certes fort utiles, mais ne sont bien entendu pas obligatoires *et ne peuvent contenir que des généralités, dans la mesure où les conseils précis devront tenir compte de tous vos paramètres personnels (hauteur, activité, rythme de vie, antécédents médicaux éventuels).*

Ils vous permettront d'ajouter un plus à votre démarche vers la beauté, que vous pourrez compléter également en sollicitant mes conseils et ceux de mes collaborateurs sur :

www.alaindelabos.com : site de conseils pour l'alimentation au quotidien ;

www.la-chrono-nutrition.fr : site de conseils médicalisés pour la gestion des cas particuliers et des troubles métaboliques.

Les compléments alimentaires souhaitables des Maya

Si vous êtes Maya, contrairement aux Chéops vous ne souffrez apparemment pas de carences, votre morphotype étant sur le rectangle idéal en haut de celui-ci, ou plus ou moins proche, un peu ou moyennement écarté du rectangle en son milieu et notablement ou très écarté en bas du rectangle de référence (voir p. 73).

Mais ne vous réjouissez pas trop vite ! Car votre alimentation ne comportant pas assez de protéines et de lipides animaux, vous surcompensez cette carence par des excès en apports de protéines, lipides et sucres lents végétaux (féculents et céréales) écartant votre morphotype du rectangle en son milieu.

En prime vous faites comme les Chéops une trop grande consommation de végétaux riches en eau et sels minéraux (légumes) poussant votre morphotype vers l'extérieur en bas du rectangle de référence.

Vous êtes donc en déséquilibre aussi important que les Chéops, la différence avec eux étant une surconsommation végétale pour compenser une sous consommation animale, ce qui vous donne une silhouette exactement à l'inverse de celle des Schwartzy !

L'équilibre de votre silhouette étant intimement lié à l'équilibre métabolique de l'organisme, il sera absolument nécessaire de corriger vos carences en apports de protéines et de lipides animaux, en même temps que vous réduirez votre excès d'apports en protéines et lipides végétaux.

Sans oublier de chasser l'excès d'eau accumulée dans le bas du ventre, les hanches et les cuisses, caché dans votre cas par de plus ou moins importantes réserves de tissus adipeux.

Pour compenser rapidement les carences il sera donc très utile de compléter votre alimentation avec :

Au petit déjeuner :

– des acides gras complexes à prédominance oméga 6 et oméga 9, en gélules et/ou liquides

Au déjeuner :

– des protéines sous forme de gélules ou de sachets hyper protéinés au goût salé ou sucré ;

– des acides gras complexes à prédominance oméga 3 et oméga 6, en gélules et/ou liquides.

Au goûter :

– des protéines sous forme de gélules ou de sachets hyper protéinés, sucrés ou au goût sucré ;

– des acides gras complexes à prédominance oméga 3, en gélules et/ou liquides.

Au dîner :

– des acides gras complexes à prédominance oméga 3, en gélules et/ou liquides.

Pour diminuer le stockage d'eau dans vos tissus adipeux et lutter **contre la cellulite** on pourra recourir à :

– une cure de solutions drainantes à prendre tous les jours entre les repas ;

– des gélules de produits anticellulite à prendre tous les jours aux repas.

La cosmétologie des Maya

SOINS DU VISAGE

Les Maya étant à la fois en surcharge et en carence leur peau sera le plus souvent mixte, plutôt grasse ou fragile, il lui faudra donc des soins de rééquilibrage :

Si leur peau est grasse :

- **Pour nettoyer leur visage** il faudra appliquer un lait ou un gel démaquillant moussant qui va nettoyer efficacement les peaux mixtes et grasses tout en enlevant toutes les traces de poussières et de pollution qui obstruent les pores de la peau et qui peuvent provoquer des comédons ou boutons ;
- **Une crème de jour** ou un fluide matifiant afin de rétablir la qualité du sébum et éviter l'hyper séborrhée et l'hyper kératinisation. Ses actifs vont limiter la prolifération des micro-organismes responsables des imperfections, y compris ceux résistants. Elle va rétablir l'hydratation et garantir une peau nette et purifiée ;
- Pratiquer une fois par semaine **un gommage** qui va permettre de nettoyer et purifier les peaux grasses à problèmes, éliminer les cellules mortes et les impuretés et favoriser le renouvellement cellulaire. Suivi d'un masque à l'argile et à l'huile essentielle d'ylang-ylang qui va permettre de purifier en profondeur la peau ;
- **Un baume de nuit** purifiant mais également hydratant va permettre de réparer les lésions dues aux petits boutons.

Si leur peau est congestionnée :

- Des soins apaisants : le **masque** pour calmer, apaiser et adoucir les peaux les plus vulnérables, grâce à un traitement spécifique rafraîchissant pour décongestionner et adoucir l'épiderme.

Ce masque, réservé aux soins professionnels, car très concentré, va permettre :

– d'apaiser les peaux trop tendues ;
– de décongestionner les peaux surchargées ;
– d'adoucir les peaux les plus sensibles.

SOINS DU CORPS

Trois sortes de modelages :

- **Activateur de la circulation sanguine**

Les manœuvres de friction revigorantes et stimulantes pour activer la circulation sanguine et faire circuler les énergies. Une huile de modelage à base de sarriette et de citron appliquée au moyen d'une gestuelle très vive qui stimule la microcirculation et favorise les échanges énergétiques de la peau. Une action ciblée sur les problèmes circulatoires.

- **Détoxifiant**

Des pompages drainants pour cibler, traquer les rondeurs et désengorger les tissus. Une huile à base d'huiles essentielles de basilic et de pamplemousse pour aider à drainer et éliminer les toxines, l'accumulation d'eau et de graisses. Une action ciblée sur les zones les plus engorgées.

- **Tonifiant**

Des tapotements tonifiants et revitalisants pour aider à lisser et à raffermir la peau. Une huile à base de rose et de *lemongrass* pour aider à tonifier et à restaurer la fermeté des tissus. Une action ciblée sur les zones les plus charnues.

Les soins de physiothérapie des Maya

- **Soins minceur anti-capitons par ondes vibratoires**

Les ultrasons émis vont renforcer l'action des soins amincissants classiques en disloquant le réseau fibreux qui emprisonne les tissus dans les cas de cellulite et en fluidifiant les graisses. Le résultat : une peau plus lisse avec perte de centimètres. Cet appareil associé à un appareil de drainage esthétique est très efficace dans les soins contre la cellulite résistante.

- **Palper-rouler mécanique**

Le palper-rouler mécanique est une méthode qui consiste à faire rouler et masser la peau. Après plusieurs séances on peut observer différents résultats :

- Un raffermissement de la peau ;
- Une diminution de la cellulite ;
- Un amincissement avec perte visible en centimètres.

Le palper-rouler mécanique peut être pratiqué à l'aide de différentes machines. Contrairement au palper-rouler manuel il permet une pression plus facile et plus régulière.

Les Rubens

Il y a dans le morphotype Rubens, essentiellement féminin, une certaine langueur savamment cultivée au siècle dernier par les grandes bourgeoises.

C'était pour elles une façon hautaine d'affirmer leur différence et l'opulence de leur richesse, rejetant dédaigneusement dans leurs boudoirs les cocottes maigrelettes et aguichantes vers lesquelles louchaient leurs maris.

Mais la silhouette des Rubens plaît encore beaucoup aux messieurs, n'en déplaise aux critères de beauté officiels.

Rien d'étonnant à cela car bien que les Rubens soient dodues, la proportion est parfaite, ou souvent bien près de l'être entre leur taille et leurs hanches, leur poitrine étant parfaitement normale ou discrètement augmentée et leur visage gracieusement potelé.

■ *Vos mesures*

En calculant la différence entre vos valeurs actuelles et vos valeurs souhaitables, vous avez obtenu :

- un tour de poitrine actuel à peu près égal à votre tour de poitrine souhaitable : **vous avez une poitrine normale** ou discrètement augmentée.
- un tour de taille actuel supérieur à votre tour de taille souhaitable : **vous avez une taille notablement élargie.**
- un tour de hanches actuel supérieur à votre tour de hanches souhaitable : **vous avez des hanches aussi élargies que la taille.**

■ *Vos erreurs alimentaires*

Vous mangez :	– trop de légumes – trop de fruits – trop de laitages – trop de grignotages – pas assez de viande

Ne mangeant pas assez de corps gras et de viande, de crainte de grossir, vous n'êtes jamais rassasié. Vous compensez alors en mangeant un peu n'importe quoi en dehors des repas et en vous jetant sur des quantités phénoménales de légumes pendant les repas, dans l'espoir de calmer votre faim. La principale erreur des Rubens est donc d'exagérer les végétaux et les grignotages.

■ *Les risques*

D'une part, le morphotype Rubens est passé de mode. D'autre part, c'est une silhouette qui vieillit mal et qui a tendance à « s'affaisser » avec l'âge.

Les volumes de graisse, même légère, ne sont pas soutenus par une masse musculaire suffisamment entretenue. Au fil des ans, l'exercice physique a fait défaut, alors qu'il aurait dû être à la mesure de votre gourmandise.

Les excès de sucre peuvent conduire au diabète. Mais on sait également qu'à l'inverse, un diabète peut être générateur de telles silhouettes. Un simple contrôle de l'HbA1c (hémoglobine glycosylée) permettra de le savoir.

■ *Que corriger ?*

LES CUISSES ET LES HANCHES

Votre corps n'ayant nul besoin de la quantité de légumes que vous lui imposez, ceux-ci se stockent au niveau des cuisses et des hanches.

LES VOLUMES

Le volume trop important, situé dans le bas du corps, est plus préoccupant que votre poids, car il gêne vos mouvements.

Difficile, en effet, de se livrer à des efforts physiques intenses et prolongés quand les cuisses se joignent trop étroitement, empêchant ou rendant fort douloureux tout mouvement trop vif des membres inférieurs.

On peut voir des Rubens étonnamment souples danser avec grâce et pourtant ne pouvant pas courir.

C'est pour cela que je conseille toujours aux Rubens de mincir avant d'envisager de se lancer dans quelque sport que ce soit.

LE VENTRE

Diminuez les féculents, les desserts et les laitages contenant du lactose (yaourts, lait et la plus grande partie des fromages blancs).

LES BRAS ET LES JAMBES

Diminuez les légumes.

■ *Comment rééquilibrer ?*

Vous devez réintroduire peu à peu la viande dans votre alimentation, en suivant les principes de la Chrono-nutrition, afin de remplacer vos rondeurs dodues par des muscles.

Vous devez surtout cesser tous les grignotages intempestifs qui ponctuent votre journée. Non seulement vous devez mieux manger, mais vous devez aussi surveiller les heures auxquelles vous mangez. **Mieux vaut faire quelques repas bien nourrissants, plutôt que de répartir les aliments sur toute la journée,** ce qui entraîne votre corps à en demander toujours plus, à n'importe quel moment. Plus vous habituerez votre corps à des petits grignotages, plus vous aurez faim alors que votre corps n'a pas réellement besoin de nourriture à ce moment précis.

Concentrez-vous sur les quelques repas-clés de la journée : vous ne vous en porterez que mieux.

Comment corriger vos erreurs

En mangeant :
- plus de viande le midi, mais pas le soir
- du poisson tous les soirs
- moins de laitages
- moins de légumes
- moins de sucres

En supprimant :
- les boissons sucrées
- les petits gâteaux
- les grignotages

LE PETIT DÉJEUNER RUBENS

Comme beaucoup d'autres, vous aviez le travers de faire un petit déjeuner de laitages, céréales et autres sucres lents auxquels vous ajoutiez des sucres rapides (la confiture sur le pain et le miel dans le thé) qui étaient catastrophiques pour votre silhouette et vous mettaient à plat pour la fin de matinée.

Essayez donc de vous en tenir au pain, fromage et beurre et je vous garantis que vous serez bien plus en forme et plus vite que vous ne le croyez.

- **Le fromage**

Évitez les fromages à pâte cuite et dirigez-vous vers des fromages à pâte molle comme le munster, le coulommiers, etc.

Vous êtes un gros mangeur et il va falloir caler cette faim matinale qui vous tenaille.

Adaptez les quantités que je vous propose selon votre taille et votre activité (voir p. 19).

Pour un Rubens d'1,70 m : au moins 90 g de fromage.

- **Le pain**

Choisissez des pains bien nourrissants : pain de campagne, aux céréales, complet.

Pour un Rubens d'1,70 m : 60 g de pain les jours de repos et 70 g les jours d'activité.

- **Le beurre**

Salé, demi-sel (sauf pour les personnes souffrant d'hypertension artérielle) ou doux, n'hésitez pas à en tartiner votre pain, tout en restant dans des limites raisonnables. Adaptez les quantités en fonction de votre taille et de votre activité (voir p. 19) :

Pour une personne d'1,70 m : 20 g de beurre les jours de repos.

LE DÉJEUNER RUBENS

Votre principal travers est de manger trop de végétaux : des féculents pour l'appétit et des légumes pour ne pas grossir. Abandonnez s'il vous plaît vos idées préconçues et apprenez à remanger de la viande en quantité suffisante à midi ainsi qu'à limiter les végétaux à la quantité conseillée, en réservant les féculents pour le midi et les légumes pour le soir.

Cela vous évitera de grignoter toute la journée et d'avoir quand même faim le soir, les grignotages de quoi que ce soit ne pouvant en aucun cas suffire à déclencher le salutaire réflexe de satiété signalant qu'on a assez mangé.

Autre règle d'or pour vous, cher Rubens : forcez-vous à **ne pas prendre de dessert.** Je sais, ce que je vous demande n'est pas facile pour des gourmands comme vous, mais c'est à ce prix-là que vous retrouverez une ligne équilibrée. Consolez-vous, je vais vous donner un petit truc infaillible pour réussir à résister au dessert, même pour des accros au sucré comme vous.

Dès que vous avez terminé votre plat, prenez sur-le-champ un café, un thé ou une infusion aromatisée, sans sucre ni édulcorant. Vous achèverez ainsi immédiatement votre déjeuner, sans trop souffrir. Et puis, n'oubliez pas que vous pourrez vous rattraper de ce manque de sucré au moment du goûter. Alors prenez votre mal en patience...

- **La viande**

Mettez-vous bien cela en tête : **il faut, pour pouvoir mincir, que vous remangiez une bonne quantité de viande le midi.** Grillée, en sauce, rouge, blanche... la viande peut se décliner à l'infini pour ne pas être monotone. N'oubliez pas d'adapter les quantités à votre taille et à votre activité (voir p. 22) :

Pour un Rubens d'1,70 m : au moins 240 g de viande

Et jusqu'à 270 g selon votre faim

Variez vos viandes et cuisinez-les comme il vous plaira, mais ne les diminuez jamais, vous ne parviendriez plus à maîtriser votre gourmandise et vos dérapages de l'après-midi... sans compter ceux du soir.

- **Les féculents**

Pour parvenir à vos formes souhaitables, vous devez apprendre à réduire votre dose quotidienne de féculents. Toutefois, il est tout à fait possible que vous vous régaliez de vos pommes de terre tant aimées, à condition de les réserver pour le menu du déjeuner et dans des quantités raisonnables (que vous déterminerez en fonction de votre taille en suivant le tableau p. 24).

Autre bonne résolution à prendre : oubliez les pâtes, ce ne sont pas des féculents mais des céréales, tout comme la semoule et la polenta !

Pour un Rubens d'1,70 m : au maximum 4 grosses cuillerées à soupe de féculents suffiront largement.

À vous d'innover chaque jour pour que vos déjeuners se suivent mais ne se ressemblent pas : frites, riz, lentilles, petits pois, haricots blancs ou rouges... Dirigez-vous, d'ailleurs, de préférence vers une bonne purée maison. Vous m'en direz des nouvelles...

LE GOÛTER RUBENS

De grâce, plus de thé sucré agrémenté de petits gâteaux, eux aussi sucrés. Le goûter est bien l'heure du sucré, mais pas n'importe comment.

Je vous ai demandé de ne pas prendre de dessert au déjeuner. Ce goûter n'est pas pour autant une espèce de dessert retardé. Méfiez-vous donc de vos envies et forcez-vous à ne pas goûter trop tôt.

Le rôle essentiel de ce goûter est de vous aider à ne pas trop manger au dîner. Retardez-le le plus possible dans cette optique. Un goûter complet, équilibré et pris le plus tard possible dans l'après-midi peut très bien faire office de repas du soir et vous éviter ainsi de prendre des kilos superflus en mangeant à un moment où vous en avez le moins besoin : avant d'aller vous coucher.

- **Les gras végétaux**

Vous pouvez piocher à votre guise dans les gras végétaux que je vous propose dans la journée type : graines, olives, avocat... Toutefois, je vous recommande tout particulièrement de prendre du chocolat (mais exclusivement du chocolat noir) qui est le meilleur coupe-faim qui soit. Mais ne l'augmentez surtout pas : les quantités et les proportions des aliments du goûter, sauf cas exceptionnels, ne doivent jamais être majorées. Si vous avez faim peu de temps après, dînez, et si vous avez très faim gavez-vous de poisson ou de fruits de mer, ces bienheureux aliments ne donnant ni hanches, ni tour de taille, ni poitrine s'ils sont mangés sans mayonnaise.

Vous pouvez aussi choisir de prendre des graines en guise de gras végétaux : amandes, noix, noisettes, pignons, noix de pécan, etc. 4 cuillerées à soupe bien pleines de ces graines vous fournira l'impression de grignotage que vous aimez tant, mais sans les risques qui vont avec !

- **Les fruits et dérivés sucrés**

Régalez-vous avec des fruits secs ou des jus de fruits frais mais, contrairement aux Chéops, ne dépassez jamais la part de fruits de votre goûter.

LE DÎNER RUBENS

L'idéal serait que vous ne dîniez pas, ce qui est tout à fait possible si vous avez pris votre goûter moins de deux heures avant d'aller dormir.

Si toutefois une grosse faim se faisait sentir, n'hésitez pas à la calmer avec autant de poissons, de préférence gras, que nécessaire pour calmer votre appétit. S'il s'agit d'une petite faim une part de poisson à la mesure de votre appétit, ou pas plus que votre hauteur moins 40 g en viande blanche, suffiront.

- **Le poisson**

Poisson gras ou maigre (voir p. 31) dans la quantité qui vous fait envie. Le but de ce dîner étant de ne pas manger trop de légumes, servez-vous toujours le poisson en premier : il vaut mieux calmer votre faim avec du poisson qu'avec des légumes. Le poisson, aliment miraculeux pour ceux qui veulent perdre du poids, puisqu'il ne se stocke pas dans votre corps. Resservez-vous donc toujours de poisson, et pas du reste.

- **La viande**

Vous pouvez décider, pour changer de temps en temps, de faire un dîner de viande blanche. Dans ce cas, limitez la part à 40 g de moins que votre taille en centimètres.

Pour un Rubens d'1,70 m : pas plus de 130 g de viande blanche le soir.

- **Les légumes**

Le dîner du soir est le seul moment où vous pourrez goûter ces végétaux que vous aimez tant. Mais sachez être raisonnable : pas plus de **4 grosses cuillerées à soupe** pour une personne d'1,70 m, à adapter en fonction de votre taille (voir p. 29).

Enfin, n'oubliez pas que le programme quotidien proposé pour votre morphotype est destiné à rééquilibrer rapidement votre métabolisme et vos formes grâce à des apports alimentaires volontairement réduits ou augmentés. Une fois que vous aurez réussi à retrouver vos formes et votre poids souhaitables, vous devrez revenir à la journée type (voir p. 32).

Vous pourrez ainsi suivre le programme de croisière de la Chrono-nutrition qui vous permettra de conserver aussi longtemps que vous le suivrez, un poids et des formes équilibrés.

Et pour vous aider à entrer sans crainte et sans souffrir dans votre programme, découvrez, dans les pages suivantes, **quatre recettes** pour une journée de repas savoureux, suivies de **conseils de mise en beauté** pour vous aider à gérer encore plus efficacement votre retour vers un poids et des volumes aussi parfaits que possible.

Goyère au maroilles

Pour 2 personnes

Préparation : 15 min
Cuisson : 20 à 30 min

INGRÉDIENTS

1 rond de pâte brisée de 16 cm de diamètre
100 g de maroilles
100 g de fromage blanc bien sec
2 œufs
40 g de beurre
Sel, poivre du moulin

- Poser le rond de pâte dans un moule rond à tarte ou à gâteaux antiadhésif.
- Débarrasser le maroilles de sa peau, le couper en petits dés et battre les œufs.
- Dans un bol, mélanger les dés de maroilles, le fromage blanc et les 2 œufs en battant bien, saler et poivrer.
- Verser la préparation sur le rond de pâte, enfourner et laisser cuire 20 à 30 min à 210 °C (th. 7).
- En fin de cuisson, faire fondre le beurre dans une petite poêle et arroser la surface de la goyère.

Bon à savoir

La goyère est un plat originaire du nord de la France.

On peut préparer la goyère le soir pour le lendemain en limitant la cuisson à 20 min. Le lendemain matin, on arrosera la surface avec le beurre mis à fondre dans une petite poêle et on mettra à chauffer 3 à 5 min au four à micro-ondes pour consommer la goyère bien chaude.

Les quantités sont calculées pour une personne mesurant 1,70 m, ayant un métier actif.

Escalopes panées

Pour 2 personnes

Préparation : 10 min
Cuisson : 10 min

INGRÉDIENTS

2 belles escalopes de veau
3 assiettes creuses contenant :
- la première : 1 œuf battu à la fourchette
- la deuxième : 2 grosses cuil. à soupe de farine
- la troisième : 30 g de chapelure
1 cuil. à soupe d'huile d'olive
10 g de beurre

• Dans une poêle antiadhésive mettre à chauffer l'huile d'olive et le beurre et laisser à chaleur moyenne.
• Tremper les escalopes dans l'œuf battu, puis dans la farine en tapotant pour faire tomber l'excédent, puis dans la chapelure, et les poser dans la poêle.
• Les retourner au bout de 5 min en veillant à maintenir la poêle à feu doux pour éviter que la viande durcisse.
• Laisser 8 à 10 min suivant l'épaisseur des escalopes.

Accompagnement
On servira de préférence ces escalopes panées avec des pâtes aux lardons.

Bon à savoir
Les pâtes aux lardons viendront compléter la valeur calorique assez faible des escalopes, donc si vous préférez d'autres féculents n'hésitez pas à ajouter une petite entrée de 100 g de saucisson ou 1 œuf en gelée par exemple.

Les quantités sont calculées pour une personne mesurant 1,70 m, ayant un métier actif.

Avocat à la confiture de noix de coco

Pour 1 personne

Préparation : 2 min

INGRÉDIENTS

1 avocat
2 cuil. à soupe de confiture de noix de coco

• Ouvrir l'avocat en deux dans le sens de la longueur et enlever le noyau.
• Déposer 1 cuil. à soupe de confiture de noix de coco dans chaque demi-avocat.
• Servir.

Bon à savoir

La confiture de noix de coco se trouve dans les épiceries exotiques et certains rayons exotiques des grandes surfaces.
Veillez à bien manger avocat et confiture ensemble à chaque cuillerée.
Attention, les diabétiques ne peuvent déguster que l'avocat.

Les quantités sont calculées pour une personne mesurant 1,70 m, ayant un métier actif.

Filets de dorade au citron

Pour 2 personnes

Préparation : 10 min
Cuisson : 15 min

INGRÉDIENTS

650 g de filets de dorade
2 citrons
20 cl de vin blanc
3 gousses d'ail entières épluchées
2 cuil. à soupe de farine
1 cuil. à soupe d'huile d'olive
2 doses de safran
1 branche de thym
1/2 feuille de laurier

• Dans une poêle antiadhésive à fond épais, mettre le vin blanc, les citrons coupés en rondelles, les gousses d'ail, le thym et le laurier.
• Laisser frémir 5 min, ajouter 30 cl d'eau chaude, les 2 doses de safran et maintenir frémissant à feu très doux.
• Pendant ce temps, fariner les filets de dorade. Dans une poêle à feu vif, faire chauffer l'huile d'olive jusqu'à ce qu'elle devienne transparente. Y déposer les poissons et les faire rapidement dorer.
• Verser le bouillon sur les poissons, laisser frémir 5 min.

Accompagnement

Servir aussitôt avec des brocolis juste plongés 10 min dans de l'eau bouillante salée (4 cuillerées à soupe bien pleines).

Bon à savoir

La dorade pourra, à la rigueur, tenir lieu de déjeuner du midi, en veillant à l'accompagner de 4 cuillerées à soupe bien pleines de riz pilaf. On réservera par exemple ce plat au déjeuner d'une journée calme suivant un soir de fête et un lever tardif.

Les quantités sont calculées pour une personne mesurant 1,70 m, ayant un métier actif.

Les conseils de complémentation alimentaire et de soins qui vont suivre sont certes fort utiles, mais ne sont bien entendu pas obligatoires *et ne peuvent contenir que des généralités, dans la mesure où les conseils précis devront tenir compte de tous vos paramètres personnels (hauteur, activité, rythme de vie, antécédents médicaux éventuels).*

Ils vous permettront d'ajouter un plus à votre démarche vers la beauté, que vous pourrez compléter également en sollicitant mes conseils et ceux de mes collaborateurs sur :

www.alaindelabos.com : site de conseils pour l'alimentation au quotidien ;

www.la-chrono-nutrition.fr : site de conseils médicalisés pour la gestion des cas particuliers et des troubles métaboliques.

Les compléments alimentaires souhaitables des Rubens

Si vous êtes Rubens, comme je vous l'ai expliqué, votre alimentation pousse votre morphotype vers l'extérieur au milieu et en bas du rectangle de référence, alors que votre haut du corps, sur le rectangle ou proche de celui-ci, vous donne une fausse impression de bonne gestion alimentaire. Votre problème est celui d'un déséquilibre alimentaire provoqué par les grignotages destinés à compenser un manque de protéines animales matin et midi, au profit des sucres lents dans la journée et le soir.

En fait vous ne mangez pas assez le matin et mal le midi, ce qui vous oblige à grignoter toute la journée et à trop manger le soir, faisant de vous un(e) faux(sse) gourmand(e) et vous donnant d'inutiles remords... ainsi que des kilos et des centimètres en trop, stockés au niveau du ventre et des hanches.

Sans oublier le stockage inconsidéré d'eau dans vos cuisses et vos jambes, induit par la consommation exagérée de sucres lents sous forme de petits gâteaux et autres sucres lents destinés à pallier une quantité de viande insuffisante le midi.

Pour corriger vos erreurs alimentaires et vous enlever toute mauvaise conscience il vous suffira d'accélérer votre recharge en protéines le matin et le midi :

Au petit déjeuner :

– des acides gras complexes à prédominance oméga 6 et oméga 9, en gélules et/ou liquides.

Au déjeuner :

– des protéines sous forme de gélules ou de sachets hyper protéinés au goût salé ou sucré ;

– des acides gras complexes à prédominance oméga 3 et oméga 6, en gélules et/ou liquides ;

Au goûter :

– des protéines sous forme de gélules ou de sachets hyper protéinés au goût sucré.

Pour affiner votre silhouette au niveau du ventre vous ferez une cure digestion ventre plat en cure complète ou en cure ventre plat.

Et pour compenser le stockage d'eau dans vos tissus adipeux, il sera utile de prendre :

– tous les jours entre les repas une cure de solutions drainantes.

– tous les jours aux repas des gélules de produits anticellulite.

La cosmétologie des Rubens

SOINS DU VISAGE

Ils vont être à visée essentiellement apaisante, pour soulager, détendre et apaiser les peaux les plus vulnérables, à travers un traitement spécifique rafraîchissant qui décongestionne, et adoucit l'épiderme.

Si leur peau est grasse :

- **Pour nettoyer leur visage** il faudra appliquer un lait ou un gel démaquillant moussant qui va nettoyer efficacement les peaux mixtes et grasses tout en enlevant toutes les traces de poussières et de pollution qui obstruent les pores de la peau et qui peuvent provoquer des comédons ou boutons ;
- **Une crème de jour** ou un fluide matifiant afin de rétablir la qualité du sébum et éviter l'hyper séborrhée et l'hyper kératinisation. Ses actifs vont limiter la prolifération des micro-organismes responsables des imperfections, y compris ceux résistants. Elle va rétablir l'hydratation et garantir une peau nette et purifiée ;
- Pratiquer une fois par semaine **un gommage** qui va permettre de nettoyer et purifier les peaux grasses à problèmes, éliminer les cellules mortes et les impuretés et favoriser le renouvellement cellulaire. Suivi d'un masque à l'argile et à l'huile essentielle d'ylang-ylang qui va permettre de purifier en profondeur la peau ;
- **Un baume de nuit** purifiant mais également hydratant va permettre de réparer les lésions dues aux petits boutons.

Si leur peau est sèche :

- **une crème démaquillante** qui va permettre de démaquiller et nettoyer les peaux les plus sèches grâce aux huiles essentielles (angélique et géranium), suivie d'une lotion tonifiante pour réveiller l'éclat de la peau ;

- **une crème de jour** qui va permettre d'apaiser. Elle va être anti-irritante, hydratante et réparatrice des zones fragiles et irritables. Elle va prévenir et calmer les manifestations des sécheresses associées à une irritation et protéger son « capital-eau » ;
- **un baume de nuit** très nourrissant à base d'huiles essentielles d'angélique et d'huile d'avocat pour un traitement nutritif intensif.

Une fois par semaine : un gommage et un masque nourrissant seront nécessaires pour éliminer les cellules mortes qui obstruent le passage des principes actifs hydratants et nourrissants de vos crèmes. L'application d'un masque va être beaucoup plus concentré que votre crème de jour et va donc pénétrer plus en profondeur.

Si leur peau est sensible :

- Les peaux sensibles sont fragiles, elles ne supportent pas n'importe quels produits. Natacha Letendre utilise à l'institut des produits comportant une association d'huiles essentielles de rose, néroli et camomille, complétée par les effets apaisants de l'extrait de Kudzu, l'effet tonique de l'extrait de saule blanc et l'effet protecteur de l'huile de pépin de raisin enrichie au beurre de Karité.
- Pour **nettoyer la peau** sans la léser elle utilise une eau démaquillante très douce composée d'huiles essentielles de camomille et d'eaux essentielles de rose.
- **Pour la nuit,** elle conseille un baume plus riche comportant des huiles essentielles de rose, néroli et de camomille auxquelles s'ajoutent les huiles végétales d'amande et de cassis.

Le masque, réservé aux soins professionnels, car très concentré, va permettre :
– d'apaiser,
– décongestionner,
– adoucir,
les peaux les plus sensibles.

SOINS DU CORPS

Les Rubens ont souvent des jambes lourdes, comme les Maya et les Tronc d'arbre.

- **Modelages réactivants et détoxifiants**

On leur apportera un soulagement durable en relançant en profondeur la circulation sanguine et en améliorant les échanges cutanés **grâce à un modelage aux huiles essentielles actives suivi d'un masque sur les jambes,** à base de menthol procurant un effet glaçon. Celui-ci va offrir une activité veino-tonique mise à profit dans le traitement des jambes lourdes et des troubles associés, comme les problèmes cellulitiques.

- **Modelage anti-capitons**

On détoxifiera les tissus en profondeur, **grâce au modelage anti-capitons sur toutes les zones de cellulite avec un baume de modelage à base d'huiles essentielles suivi d'un masque à base d'algues et de terre de Ghassoul.**

L'efficacité des algues, très concentrées en minéraux et oligo-éléments, couplée à des huiles essentielles stimule le métabolisme des graisses et la microcirculation, exerçant ainsi une action détoxifiante et désinfiltrante.

Elles aideront à drainer et éliminer les toxines et l'accumulation d'eau et de graisses génératrices de capiton dans les zones les plus engorgées, permettant ainsi de décongestionner et d'affiner la silhouette.

- **Enveloppements détoxifiants et tonifiants**

Ce soin va raffermir et tonifier grâce à un enveloppement riche en beurre de mangue et d'huiles essentielles actives d'immortelle, citron et encens pour retrouver une peau lisse et tonifiée.

Les soins de physiothérapie des Rubens

Ils seront les mêmes que pour les Maya, en insistant plus sur le tronc.

- **Appareil d'alphalipologie**

L'alphalipologie est une méthode d'amincissement permettant à la fois de mincir et de se remuscler en combinant deux méthodes : l'électrostimulation et les infrarouges.

La personne s'allonge sur un matelas confortable sur le ventre ou le dos suivant la zone à traiter. Le corps est alors balayé par des lampes à infrarouges qui vont permettre une augmentation de la température de la peau. Cela va provoquer une fluidification des cellules graisseuses. En même temps on applique des électrodes sur la ou les zones à traiter pour remuscler, afin que les muscles utilisent cette graisse disponible et la remplacent par du muscle. La silhouette va être remodelée.

- **Palper-rouler mécanique**

Le palper-rouler mécanique est une méthode qui consiste à faire rouler et masser la peau. Après plusieurs séances on peut observer différents résultats :

- Un raffermissement de la peau ;
- Une diminution de la cellulite ;
- Un amincissement avec perte visible en centimètres.

Le palper-rouler mécanique peut être pratiqué à l'aide de différentes machines. Contrairement au palper-rouler manuel il permet une pression plus facile et plus régulière.

Les Schwartzy

Les Schwartzy ont typiquement une **silhouette en pyramide inversée.** Si ce morphotype est plus souvent remarqué chez les hommes, on trouve tout de même quelques femmes avec cette « carrure d'athlète ».

Si vous êtes Schwartzy, vous êtes ce qu'on pourrait appeler des acharnés de la gonflette.

Vous pratiquez une activité physique d'autant plus intense que vous ne vous trouvez jamais assez athlétique. Et, bien entendu, votre régime nutritionnel va de pair.

Mais quand on veut trop, c'est trop. Vous avez créé une disproportion entre les aliments en inventant le « manger sec ». Horrible façon de supprimer toute langueur et tout molleton dans la silhouette pour en faire un monceau de muscles affleurant sous une peau tendue à craquer.

■ *Vos mesures*

En calculant la différence entre vos valeurs actuelles et vos valeurs souhaitables, vous avez obtenu :

- un tour de poitrine actuel supérieur à votre tour de poitrine souhaitable : **vous avez des pectoraux trop développés par rapport au reste de votre corps.**
- un tour de taille actuel à peu près égal à votre tour de taille souhaitable : **vous avez une taille normale.**
- un tour de hanches actuel à peu près égal à votre tour de hanches souhaitable, plutôt en moins : **vous avez des hanches normales, voire un peu étroites.**

Vos erreurs alimentaires

Vous mangez :	– trop de viande
	– pas assez de légumes
	– pas assez de poisson
	– pas assez de graisse

À force de développer votre musculature, vous avez exagéré le régime carnivore, ce qui vous a donné une silhouette à l'inverse du Chéops.

Mais l'exagération n'est jamais bonne conseillère. Le haut de votre corps est totalement disproportionné par rapport à votre taille et vos hanches. Même si un torse bien musclé est très esthétique, il faut aussi que le reste du corps suive pour ne pas en arriver à ressembler à une caricature du *bodybuilder*.

Les risques

Un tel régime risque d'accélérer le vieillissement du corps et du cerveau, privés de leurs composants lipidiques, salutaires protecteurs de la fatigue et du stress... car s'il n'en faut pas trop, il en faut suffisamment pour assurer l'équilibre d'un organisme en bon état.

Les Schwartzy sont à priori très sportifs, ou du moins très actifs et dynamiques. Mais leur nutrition devra rester impérativement liée à leurs efforts physiques, sous peine de spectaculaire prise de volume et de poids.

De plus, les Schwartzy n'ont pas le droit à la paresse. Pour conserver ce torse musclé, ils doivent s'imposer une discipline très stricte : au moins 1 heure de sport intensif par jour, s'ils ne veulent pas voir fondre tous leurs efforts et leurs muscles avec !

N'oubliez pas qu'avec l'âge, ou tout simplement un changement d'activité professionnelle, les séances sportives s'espaceront, voire même disparaitront, et le Schwartzy pourrait bien se retrouver Monastique, ou pire, Tronc d'arbre.

Attention aussi à bien vérifier le bilan biologique, surtout rénal. L'excès de protéines risque de provoquer une augmentation dangereuse de l'acide urique, de l'urée ou de la créatinine.

Méfiez-vous également de possibles carences en vitamines et sels minéraux contenus en bonne quantité dans les végétaux, vite corrigées, rassurez-vous, par une consommation adéquate de ceux-ci.

■ *Que corriger ?*

LES VOLUMES

Le Schwartzy a beaucoup trop de torse et pas assez de hanches. En rééquilibrant la silhouette, les hanches ne paraîtront plus aussi minces.

■ *Comment rééquilibrer ?*

L'essentiel sera pour vous de mieux équilibrer votre régime nutritionnel actuel en apprenant à apprécier les légumes et la salade pour pouvoir diminuer un peu votre part actuelle de viande. Une alimentation équilibrée vous permettra de retrouver une silhouette équilibrée.

Comment corriger vos erreurs

En mangeant :	– du fromage en bonne quantité le matin – des féculents pour accompagner la viande le midi – un goûter bien équilibré – des légumes, en particulier de la salade, le soir
En rééquilibrant :	les proportions entre le végétal et l'animal

LE PETIT DÉJEUNER SCHWARTZY

D'une manière générale, le problème de votre alimentation est que vous ne mangez pas assez de gras. Il va donc falloir corriger votre propension à « manger sec » et **réapprendre à manger du gras,** au bon moment de la journée.

Ainsi, le repas du matin sera là pour bien commencer la journée qui, chez les Schwartzy, est souvent très active.

- **Le fromage**

Choisissez de préférence des fromages gras. Contrairement à ce que l'on pourrait croire, les fromages à pâte cuite sont les plus gras. Ainsi, laissez-vous tenter par un bon gruyère ou de la tomme de montagne.

Autres fromages particulièrement gras, donc énergétiques pour commencer la journée : l'époisses, le brillat-savarin, etc.

Pour savoir quelle quantité de fromage vous devez manger le matin, reportez-vous au tableau de la p. 19. Adaptez ainsi cette quantité à votre taille et à votre activité.

Pour un Schwartzy d'1,70 m : au moins 100 g de fromage.

- **Le pain**

Optez de préférence pour du pain blanc, de la baguette, des pains légers.

Attention aussi à bien définir la part de pain à laquelle vous avez droit en fonction de votre taille et de votre activité de la journée (voir p. 19) :

Pour un Schwartzy d'1,70 m : 70 g de pain les jours de repos et 80 g les jours d'activité.

- **Le beurre**

Ne vous privez pas d'une bonne tartine de pain beurré, soit au beurre doux, soit au beurre salé (sauf si vous souffrez d'hypertension artérielle et que le sel vous est interdit).

Pour un Schwartzy d'1,70 m : 20 à 30 g de beurre.

Et pour changer

N'hésitez pas à vous offrir un petit déjeuner à l'allemande ou à l'anglaise (voir p. 20), en y ajoutant 80 g de fromage pour éviter de perdre le bénéfice de calcium qu'il apporte le matin.

Vous pouvez aussi vous régaler, par exemple, d'un petit déjeuner d'œufs brouillés au lard et aux saucisses. Vous allez vous faire très vite à cette nouvelle alimentation, surtout quand vous vous apercevrez que celle-ci vous fait retrouver vos formes souhaitables tout en vous apportant une agréable sensation de confort.

Et si, sportif comme vous l'êtes, vous décidez de faire 1 heure d'exercice physique dans la matinée, faites plutôt celui-ci en fin de matinée et mangez une banane juste avant pour vous soutenir dans l'effort.

LE DÉJEUNER SCHWARTZY

En premier lieu, faites surtout très attention à ne pas remplacer le repas du midi par de l'exercice physique sous prétexte que vous n'avez pas eu le temps d'en faire le matin !

Non seulement, dans ce cas, vous ôteriez à votre organisme la possibilité de recharger ses réserves en protéines, mais en prime vous réactiveriez formidablement votre appétit du soir, ce qui aurait pour conséquence de vous conduire à devenir gros ou grosse au lieu d'être musclé, les excès du dîner ne pouvant absolument pas vous servir à augmenter votre masse musculaire.

- **La viande**

Tout vous est permis, mais essayez de panacher au maximum vos déjeuners. Choisissez des viandes blanches, en sauce, de la charcuterie et ne vous cantonnez pas à la viande rouge, comme vous en aviez l'habitude.

Vérifiez quelle quantité de viande vous devez manger à midi en fonction de votre taille et de votre activité (voir p. 20).

Pour un Schwartzy d'1,70 m : de 270 à 320 g de viande en fonction de votre faim et de votre activité.

Mangez de temps à autre une choucroute, un cassoulet ou un bœuf en daube pour vous réhabituer aux viandes grasses et permettre à votre corps de stocker les corps gras qui lui manquent.

Manger trop maigre diminue à long terme l'élasticité de vos tissus et peut provoquer des élongations ou des « claquages » musculaires dont vous garderiez, croyez-moi, des souvenirs aussi douloureux qu'impérissables.

Les jours sans sport, si vous n'avez pas envie de manger uniquement de la viande au déjeuner, je vous suggère de scinder votre apport en protéines, en deux parties :

En entrée : votre hauteur en centimètres convertie en grammes de poisson (170 cm : 170 g) ;

En plat : votre hauteur en centimètres convertie en grammes de viande (170 cm : 170 g).

- **Les féculents**

Les jours sans sport vous pouvez choisir de remplacer les féculents par **4 grosses cuillerées à soupe bien pleines de légumes verts,** ce qui vous permettra de rééquilibrer vos apports en sels minéraux.

Bien évidemment, prenez soin d'adapter cette quantité moyenne fixée à **4 grosses cuillerées à soupe** en fonction de votre taille, à l'aide du tableau p. 24.

N'hésitez pas à alterner, selon vos envies et votre silhouette, les féculents et les légumes à parts égales au déjeuner.

LE GOÛTER SCHWARTZY

Encore une fois, vous devez réapprendre à manger gras.

- **Les gras végétaux**

Vous goûterez avec 30 g de chocolat noir ou 1 avocat vinaigrette ou **4 grosses cuillerées à soupe** de graines (noix, noisettes, amandes...) ou d'olives.

- **Les fruits et dérivés sucrés**

Vous vous contenterez d'un seul verre de jus de fruits naturels et préférerez les fruits secs aux fruits frais en ajoutant 4 cuillerées à soupe bien pleines de compote si vous avez mangé des légumes verts le midi et que vous ne souhaitez pas en manger le soir. Vous devez à tout prix éviter de bloquer, en mangeant trop de sucre, l'assimilation des lipides que votre organisme a besoin de restocker correctement.

En principe, il vous faudrait faire 1 heure de sport en fin de journée pour entretenir vos formes et les améliorer. Faites encore attention, dans ce cas, à bien manger :

– avant l'effort : une banane + le gras végétal du goûter

– après l'effort : les fruits du goûter

Et vous attendrez d'avoir à nouveau faim pour dîner.

LE DÎNER SCHWARTZY

- **Le poisson**

Comme pour tous, il sera essentiellement composé de poissons, gras de préférence (voir la liste des poissons gras et maigres p. 31) ou de fruits de mer à volonté. Les variations sont nombreuses : vous pouvez griller le poisson ou le cuire au court-bouillon, à la vapeur ou encore en papillote...

- **La viande**

Si vous choisissez de faire un dîner de viande blanche ou de volaille, celles-ci seront exemptes des petites sauces qu'on s'accorde habituellement.

Vous pouvez vous servir **40 g de moins que votre hauteur en centimètres.**

Mais attention, la viande blanche est réservée pour les petites faims. C'est la grande quantité de poisson ou de fruits de mer qui devra calmer une faim trop forte après le sport. Et si vous avez encore faim, révisez à la hausse vos repas du matin et du midi car ce sont ces deux repas qui vous apporteront le plus de protéines utiles à votre anabolisme musculaire.

D'autre part, je vous le rappelle, ne remplacez les féculents par des légumes verts le midi que les jours sans activité physique intense. Si vous le faites les jours de sport vous risquez une baisse trop importante de votre provision de sucres lents.

Enfin, n'oubliez pas que le programme quotidien proposé pour votre morphotype est destiné à rééquilibrer rapidement votre métabolisme et vos formes grâce à des apports alimentaires volontairement réduits ou augmentés. Une fois que vous aurez réussi à retrouver vos formes et votre poids souhaitables, vous devrez revenir à la journée type (voir p. 32).

Vous pourrez ainsi suivre le programme de croisière de la Chrono-nutrition qui vous permettra de conserver aussi longtemps que vous le suivrez, un poids convenable et des formes équilibrées.

Et pour vous aider à entrer sans crainte et sans souffrir dans votre programme, découvrez, dans les pages suivantes, **quatre recettes** pour une journée de repas savoureux, **suivies de conseils de mise en beauté** pour vous aider à gérer encore plus efficacement votre retour vers un poids et des volumes aussi parfaits que possible.

Pancakes aux œufs brouillés et fromage

Pour 2 personnes (environ 10 pièces)

Préparation : 20 min
Repos de la pâte : 1 h
Cuisson : 30 min

Ingrédients

Pour les pancakes

75 g de farine de sarrasin
75 g de farine de froment
6 g de levure chimique (1/2 sachet)
1 noisette de beurre
1 cuil. à café d'huile d'olive
1 œuf
10 cl de lait
1/4 de cuil. à café de sel
Poivre du moulin

Pour les œufs brouillés

2 œufs
1 noisette de beurre
100 g de gruyère râpé
1 cuil. à soupe de crème fraîche
100 g de lardons (fumés ou maigres, selon le goût)
Poivre du moulin

• Préparer la pâte à pancakes : dans un saladier tamiser les 2 farines, le sel, la levure, le beurre et mélanger intimement.

• Dans un bol, battre l'œuf, l'ajouter aux farines ainsi que le lait et l'huile d'olive.

• Mixer rapidement pour que la pâte ne soit pas collante, poivrer de 2 tours de moulin et laisser reposer au moins 1 h à température ambiante.

• Huiler 2 petits poêlons, les faire chauffer à feu vif et y verser une petite louche de pâte. Dès que les bulles d'air apparaissent à la surface, retourner le pancake et laisser cuire 1 min environ.

• Pendant ce temps, dans une poêle antiadhésive, faire rissoler les petits lardons, à sec, puis les réserver.

• Dans une petite casserole, faire fondre la noisette de beurre. Quand il est bien chaud, poser la casserole dans un bain-marie, y verser les œufs battus, poivrer et tourner à l'aide d'une cuillère en bois.

• Quand les œufs sont « pris », ajouter la crème fraîche puis les lardons et enfin le gruyère râpé. Continuer à mélanger jusqu'à ce que le gruyère soit fondu.

• Servir aussitôt les œufs brouillés avec les pancakes.

Accompagnement

Un thé de Chine fumé (Lapsang Souchong).

Bon à savoir

Vous pouvez préparer la pâte la veille, vous gagnerez du temps. Vous pouvez également faire rissoler les lardons la veille.

Ce petit déjeuner est interdit en cas d'hypercholestérolémie.

Les quantités sont calculées pour une personne mesurant 1,70 m, ayant un métier actif.

Steaks au poivre

Pour 2 personnes

Préparation : 10 min
Cuisson : 5 min

INGRÉDIENTS

2 steaks de 200 g chacun
2 cuil. à soupe d'huile d'olive
1 noisette de beurre
1 cuil. à soupe de cognac
Sel
1/2 cuil. à café de poivre concassé

- Faire 2 parts égales de poivre.
- Verser 1 cuil. à soupe d'huile d'olive dans une petite assiette.
- Parsemer chaque steak de sa part de poivre en appuyant avec la main pour qu'il en soit bien imprégné. Puis le passer dans l'huile d'olive.
- Dans une poêle antiadhésive faire chauffer, à feu vif, le reste d'huile d'olive et la noisette de beurre. Quand la matière grasse est bien chaude, y saisir les steaks, les cuire 2 min sur une face selon leur épaisseur et selon son goût. Les retourner, les saler, puis les cuire 1 à 2 min sur l'autre face.
- Arroser de cognac chaud et flamber.
- Servir aussitôt.

Accompagnement
Vous pourrez vous faire plaisir avec 4 cuillerées à soupe bien pleines de frites.

Les quantités sont calculées pour une personne mesurant 1,70 m, ayant un métier actif.

Compote d'abricots et figues d'hiver

Pour 2 personnes

Préparation : 5 min la veille
Infusion : 5 min

INGRÉDIENTS

8 abricots secs
8 figues sèches
1 orange non traitée
1 citron non traité
1 sachet de thé à la vanille
4 morceaux de sucre
50 cl d'eau bouillante

• Frotter 2 morceaux de sucre sur le zeste du 1/2 citron, 2 sucres sur le zeste de la 1/2 orange et prélever les zestes des 1/2 fruits restants.
• Couper deux rondelles de citron et deux rondelles d'orange pelés à vif.
• Dans un saladier, placer les fruits secs, les zestes, les rondelles de citron et d'orange, les morceaux de sucre, le sachet de thé.
• Verser l'eau bouillante, couvrir, laisser infuser.
• Au bout de 5 min retirer le sachet de thé et laisser refroidir.
• Placer ensuite au réfrigérateur au moins 12 h.

Bon à savoir

Cette partie sucrée du goûter se prépare à l'évidence la veille pour le lendemain, ou à l'aube pour l'après-midi !
Interdit aux diabétiques insulino-dépendants, ce goûter est autorisé dans les diabètes de surcharge.

Pavés de saumon à la fondue de tomates

Pour 2 personnes

Préparation : 5 min
Cuisson : 30 min

INGRÉDIENTS

2 pavés de saumon de 250 g chacun

Pour la fondue de tomates
6 tomates pelées
2 cuil. à soupe d'huile d'olive
1 cuil. à café de thym
1 cuil. à café de graines d'aneth
1 cuil. à café de marjolaine (origan)
1 pointe de couteau de piment de Cayenne
1 cuil. à café de sucre en poudre
Sel de Guérande, poivre du moulin

• Préparer la fondue de tomates : peler les tomates, les couper en huit morceaux.
• Dans une sauteuse antiadhésive, faire chauffer l'huile. Y faire fondre les tomates coupées en morceaux.
• Saler, poivrer et parsemer de thym, de sucre en poudre, de graines d'aneth, de marjolaine et de piment de Cayenne.
• Laisser mijoter 15 min.
• Déposer les pavés de saumon sur la fondue de tomates, les saler avec le sel de Guérande et poivrer.
• Laisser cuire environ 10 min.
• Vérifier la cuisson et servir sur des assiettes chaudes.

Accompagnement
La fondue de tomates représente la part de légumes du dîner.

Les conseils de complémentation alimentaire et de soins qui vont suivre sont certes fort utiles, mais ne sont bien entendu pas obligatoires *et ne peuvent contenir que des généralités, dans la mesure où les conseils précis devront tenir compte de tous vos paramètres personnels (hauteur, activité, rythme de vie, antécédents médicaux éventuels).*

Ils vous permettront d'ajouter un plus à votre démarche vers la beauté, que vous pourrez compléter également en sollicitant mes conseils et ceux de mes collaborateurs sur :

www.alaindelabos.com : site de conseils pour l'alimentation au quotidien ;

www.la-chrono-nutrition.fr : site de conseils médicalisés pour la gestion des cas particuliers et des troubles métaboliques.

Les compléments alimentaires souhaitables des Schwartzy

Vous avez choisi à tort, les Schwartzy, de privilégier les protéines animales en négligeant les apports corrects en fibres, lipides et protéines végétales. Le résultat est une silhouette déséquilibrée : trop de poitrine, une taille de guêpe et des hanches étroites, ce morphotype traduisant un manque de réserves lipidiques en même temps qu'un excès en stockage de protéines.

Vous avez ce que les accros à la musculation appellent un corps sec, c'est-à-dire sans aucun excès d'eau, ce qui n'est pas à priori une mauvaise chose, mais vous êtes allés trop loin dans la minceur en diminuant exagérément les apports en lipides, ce corps sec risquant à tout moment de subir des ruptures tendineuses ou musculaires.

Sans oublier le manque de fibres et d'antioxydants apportés par les légumes et les fruits.

Il va donc falloir rééquilibrer votre capital lipidique en prenant :

- **Au petit déjeuner :**
  – des acides gras complexes à prédominance oméga 6 et oméga 9, en gélules et/ou liquides.
- **Au déjeuner :**
  – des acides gras complexes à prédominance oméga 3 et oméga 6, en gélules et/ou liquides.
- **Au goûter :**
  – des acides gras complexes à prédominance oméga 3, en gélules et/ou liquides.
- **Au dîner :**
  – des acides gras complexes à prédominance oméga 3, en gélules et/ou liquides.

Il faudra également compenser le déficit en fibres et antioxydants en prenant :

- **Au petit déjeuner :**
  – un complexe polyvitaminé.
- **Au déjeuner :**
  – un complexe de pré et probiotiques.
- **Au goûter :**
  – un complexe antioxydant.
- **Au dîner :**
  – un complexe d'oligoéléments.

La cosmétologie des Schwartzy

SOINS DU VISAGE

Le visage des Schwartzy nécessite une nutrition intense :

- Pour leur peau déséquilibrée, présentant une profonde déficience de la barrière hydrolipidique **un soin nutritif en institut** une fois par mois va apporter nutrition et hydratation grâce à une solution hydratante riche en pépites de céréales, laits végétaux et huiles essentielles actives.

  Cette crème va rééquilibrer l'hydratation de l'épiderme et permettre à la peau de retrouver son confort, sa souplesse et sa douceur.

SOINS DU CORPS

- **Modelage relaxant**
  Des effleurages relaxants, associés à des mouvements qui bercent le corps avec un baume de modelage à base d'huile de macadamia, de karité par exemple et des huiles essentielles de bois de santal ou de lavande pour la relaxation. Ce soin vous apportera bien-être et décontraction et vous libérera des tensions.

- **Enveloppement relaxant**
  Divine sensation de cocon doux et chaud pour se relaxer, se sentir bien, en un mot être zen.

Les Schwartzy ne mangeant pas assez de corps gras, leur problème n'est pas d'avoir une peau grasse ou sèche, mais fatiguée, voire même usée, le tissu sous-cutané ayant perdu son élasticité naturelle par raréfaction des adipocytes (cellules graisseuses) qui contribuent à en assurer la souplesse.

Il va donc falloir assouplir et nourrir cette peau soumise à une volonté de se muscler à tout prix en supprimant systématiquement le gras.

- Pour le corps entier on utilisera en application quotidienne : une émulsion douce et légère immédiatement absorbée par la peau : divers extraits végétaux, des agents hydratants et raffermissants, des acides de fruits qui exfolient doucement la couche supérieure de l'épiderme.

Ces produits, en **améliorant la circulation sanguine** et en **stimulant le renouvellement cellulaire, nourrissent la peau, équilibrent son hydratation, affinent sa texture** et la **raffermissent.** Après leur application, **la peau est immédiatement rafraîchie, soyeuse et lisse.**

On les appliquera généreusement sur tout le corps, en massant légèrement avec le bout des doigts, des extrémités au centre du corps.

Ils peuvent également être utilisés comme soin après-soleil, grâce à leurs vertus apaisantes, rafraîchissantes, adoucissantes et relaxantes.

- Pour le buste on utilisera le gel buste tenseur composé d'huiles essentielles.

Son utilisation rendra la peau douce, souple et lisse, grâce à son action revitalisante, raffermissante, rafraîchissante et lui permettra de conserver ou retrouver un niveau optimal d'hydratation, de confort et de fermeté.

Le gel s'appliquera en légère couche sur le buste, après la douche. On la fera pénétrer par un léger massage circulaire en remontant de la base des seins jusqu'au cou.

Les soins de physiothérapie des Schwartzy

- **La baignoire à hydrofusion**

Ce sont des soins pratiqués dans une baignoire soit à bulles soit hydromassante. Ce sont des moments de relaxation extrême. Les jets massants ou les microbulles provoquent une détente musculaire mais également une détente de l'esprit. Ces bains sont souvent associés avec des huiles essentielles suivant l'effet que l'on veut obtenir.

Les Athlétique

L'athlétique est le morphotype des grands sportifs hommes et femmes, ou plutôt des sportifs acharnés qui, bien que très musclés, sont étonnamment légers.

■ *Vos mesures*

En calculant la différence entre vos valeurs actuelles et vos valeurs souhaitables, vous avez obtenu :

- un tour de poitrine actuel largement supérieur à votre tour de poitrine souhaitable : **vous avez une forte poitrine.**
- un tour de taille actuel un peu supérieur à votre tour de taille souhaitable : **vous avez une taille discrètement épaissie.**
- un tour de hanches actuel un peu supérieur au tour de hanches des Galilée : **vous avez des hanches développées.**

■ *Vos erreurs alimentaires*

Vous mangez trop de sucres lents en vue d'accumuler des réserves d'énergie, selon le concept classique de beaucoup d'entraîneurs sportifs.

Ces sucres lents consommés en très grande quantité viennent directement se stocker sous la peau, notamment au niveau de la taille.

Vous devrez donc, chers Athlétique, diminuer la quantité de sucres lents à chacun de vos repas. Mais en même temps, vous apprendrez à manger du fromage le matin et augmenterez la quantité de viande le midi.

■ Les risques

Les Athlétique ne pourront garder une silhouette équilibrée qu'en se soumettant en permanence à une activité sportive et deviendront immanquablement des Tronc d'Arbre ou des Don Camillo dès le ralentissement ou, pire, l'arrêt de celle-ci. Or en vieillissant il devient raisonnable de ralentir les très gros efforts pour les remplacer par une activité physique d'entretien régulier.

L'âge se pare de tous les charmes s'il s'assume sur un corps résolument mince et bien équilibré.

Vouloir rester Athlétique toute son existence n'est assurément pas prudent et devenir Galilée en vieillissant sera sans aucun doute plus sage et plus esthétique.

■ Que corriger ?

L'EXCÈS DE L'ENSEMBLE DU MORPHOTYPE

Il vous faudra veiller à ce que vos tours de poitrine, de ceinture et de hanches ne dépassent pas de plus de 1 taille (2 cm de chaque côté) votre rectangle de référence, ceci quel que soit votre âge.

■ *Comment rééquilibrer ?*

N'oubliez pas que l'idéal est d'être le plus près possible du Galilée, morphotype de l'équilibre parfait.

Comment corriger vos erreurs	
En limitant :	votre consommation de sucres lents
En augmentant :	les protéines animales
En supprimant :	– les sucres rapides en dehors du goûter – les boissons sucrées

Surtout, cessez de boire et de manger sucré pour vous donner de l'énergie, vous risqueriez à plus ou moins brève échéance d'être victime d'un diabète pouvant aller jusqu'à l'insulinodépendance, c'est-à-dire l'obligation d'une ou plusieurs injections sous-cutanées d'insuline chaque jour.

D'une manière générale, prenez garde à ne pas manger trop de sucres lents au déjeuner du midi, n'en mangez jamais au dîner et ne prenez jamais de sucres rapides juste avant l'effort et/ou pendant celui-ci.

LE PETIT DÉJEUNER ATHLÉTIQUE

Vous qui êtes un ou une adepte du sport, vous allez devoir le matin, plus qu'à tout autre moment de la journée, vous forcer à restreindre votre consommation en aliments sucrés. Oubliez vos tartines de confiture, céréales, fruits et autres yaourts sucrés, véritables catastrophes pour l'accumulation durable d'énergie, contrairement à tout ce qu'on a pu vous raconter.

- **Le fromage**

Si vous n'aimez pas d'ordinaire manger salé le matin, commencez, pour vous y habituer, par des fromages doux au lait cru.

N'ayant pas un goût très fort, ils vous aideront à vous défaire du sucre, sans agresser votre palais.

Pour un Athlétique d'1,70 m : en moyenne 100 g de fromage les jours de repos et 120 g les jours d'activité.

Ces quantités sont à adapter en fonction de votre taille (voir p. 19).

- **Le pain**

Choisissez des pains nourrissants et solides comme du pain noir, par exemple. Mais évitez à tout prix les pains sucrés, tels que les biscottes, petits pains grillés ou tout autre pain industriel. En revanche, vous pouvez tout à fait faire griller vos tartines.

Pour un Athlétique d'1,70 m : 70 g de pain les jours de repos et 80 g les jours d'activité.

Ces quantités étant à revoir en fonction de votre taille (voir p. 19).

- **Le beurre**

Doux ou salé (sauf pour les personnes souffrant d'hypertension artérielle et à qui l'on interdit le sel), tartinez votre pain de :

Pour un Athlétique d'1,70 m : 10 g de beurre les jours de repos et 10 g de plus les jours d'activité.

Ces quantités étant à revoir en fonction de votre taille (voir p. 19).

Détail qui fera sans nul doute plaisir à de nombreux Athlétique, les jours de sport à grosse dépense d'énergie on pourra se faire plaisir avec un grand petit déjeuner d'œufs et charcuteries.

LE DEJEUNER ATHLÉTIQUE

Là encore, attention à votre proportion de féculents.

- **La viande**

Les Athlétique ont, en général, du mal à manger la viande en quantité suffisante. Vous pouvez donc, pour commencer, vous habituer à l'augmenter dans votre alimentation avec des viandes blanches, des volailles, des plats en sauce...

En revanche, respectez bien les quantités liées à votre taille et à votre activité : au minimum l'équivalent en grammes de votre taille en centimètres et au maximum 100 g de plus que votre taille.

Pour un Athlétique d'1,70 m : de 240 à 280 g de viande au déjeuner.

- **Les féculents**

Vous devez diminuer au maximum les aliments contenant des sucres lents. Privilégiez donc la viande et restez très vigilants sur votre quantité de féculents.

Vous devrez vous contenter de 4 cuillerées à soupe de féculents si vous mesurez 1,70 m, une quantité à adapter en fonction de votre taille (voir p. 24).

Vous pouvez augmenter sans crainte (et sans remords !) la viande de votre plat, l'essentiel étant de privilégier celle-ci en fonction de votre appétit, sans jamais augmenter la quantité de féculents.

Enfin, résistez à l'envie de prendre un dessert pour achever le repas par une note sucrée.

LE GOÛTER ATHLÉTIQUE

- **Les gras végétaux**

Piochez dans les différentes possibilités de gras végétaux : chocolat, graines, olives ou avocat. Si vous choisissez de prendre du chocolat, limitez-vous à 30 g et éliminez les chocolats aux fruits (comme le chocolat aux raisins) qui sont particulièrement sucrés.

- **Les fruits et dérivés sucrés**

Certes, le moment du goûter est celui où vous avez le droit à ce que vous pensiez utile à votre dépense d'énergie, le sucre. Mais cela ne veut pas dire qu'il faille se diriger vers les aliments les plus sucrés, bien au contraire.

Dans la mesure du possible, ne mangez pas trop de fruits : privilégiez les compotes (à raison de **4 cuillerées à soupe** si vous mesurez 1,70 m) ou les pommes cuites (2 par personne), plutôt que les fruits frais. De même, évitez les jus de fruits frais, souvent trop sucrés pour être raisonnables.

Mais vous pouvez sans hésiter diriger votre choix vers les abricots secs qui, eux, ne sont pas très riches en sucre.

LE DÎNER ATHLÉTIQUE

- **Le poisson**

Dans la mesure du possible, préférez les poissons gras aux poissons maigres. Vous trouverez la liste – non exhaustive – des différents poissons en p. 31.

Les poissons gras contiennent en effet en grande quantité les corps gras polyinsaturés dont vous avez besoin pour améliorer l'élasticité de vos muscles indispensable pour ne pas risquer de claquages lors des gros efforts musculaires.

Si vous avez très faim au moment de vous mettre à table pour dîner, commencez par manger le poisson (sans restriction quantitative) afin de caler votre appétit. Ensuite seulement, passez aux légumes.

- **Les légumes**

Conformément à la journée type, vous pouvez, le soir, vous régaler d'un peu de végétaux. Attention tout de même à respecter les quantités établies en fonction de votre taille (voir p. 29) et à ne pas trop saler votre plat.

Non pas que le sel soit votre ennemi, mais pris en excès il entraîne une rétention d'eau, d'où une prise de poids inutile et un volume occupé à la place des muscles.

Enfin, n'oubliez pas que le programme quotidien proposé pour votre morphotype est destiné à rééquilibrer rapidement votre métabolisme et vos formes grâce à des apports alimentaires volontairement réduits ou augmentés. Une fois que vous aurez réussi à retrouver vos formes et votre poids souhaitables, vous devrez revenir à la journée type (voir p. 32).

Vous pourrez ainsi suivre le programme de croisière de la Chrono-nutrition qui vous permettra de conserver aussi longtemps que vous le suivrez, un poids convenable et des formes équilibrées.

Et pour vous aider à entrer sans crainte et sans souffrir dans votre programme, découvrez, dans les pages suivantes, **quatre recettes** pour une journée de repas savoureux, suivies **de conseils de mise en beauté** pour vous aider à gérer encore plus efficacement votre retour vers un poids et des volumes aussi parfaits que possible.

Œufs brouillés au lard et aux saucisses

Pour 2 personnes

Préparation : 5 min
Cuisson : 10 min

INGRÉDIENTS

2 œufs
2 saucisses de Francfort
60 g de lardons
10 g de beurre

• Couper les saucisses en cubes, les faire revenir avec les lardons dans une poêle antiadhésive chaude.
• Quand ils sont dorés, casser les œufs dessus et remuer pour bien mélanger le blanc et le jaune jusqu'à la cuisson désirée en y ajoutant le beurre par petits copeaux en fin de cuisson.

Accompagnement
1/2 baguette tartinée de 10 g de beurre, par personne.

Bon à savoir
Ce solide petit déjeuner est particulièrement bienvenu pour un long matin d'hiver.
On pourra facilement en faire son déjeuner en doublant les rations mais en remplaçant le pain par 4 cuillerées à soupe bien pleines de frites ou d'un autre féculent.
On pourra, si la matinée n'est pas très active, déjeuner plus légèrement le midi sans fringale gênante.
Dans tous les cas, si vous prenez ce plat le matin, ne mangez ni œufs ni charcuteries au déjeuner qui suit.

Les quantités sont calculées pour une personne mesurant 1,70 m, ayant un métier actif.

Pavés de rumsteck sauce charentaise

Pour 2 personnes

Préparation : 15 min
Cuisson : 20 à 22 min

INGRÉDIENTS

2 pavés de rumsteck de 220 g chacun
80 g de lardons (fumés ou maigres, selon le goût)
3 cuil. à soupe de crème fraîche
1 noisette de beurre
50 g de champignons de Paris bruns
Quelques brins de persil plat et de cerfeuil
15 cl de vin blanc des Charentes
1 petit verre de cognac
5 cl de fond de veau
Huile d'olive
2 cuil. à café de moutarde forte
Sel, poivre du moulin

• Préparer les champignons, les laver rapidement dans de l'eau vinaigrée, les éponger et les émincer.
• Dans une poêle antiadhésive, faire chauffer le beurre et 1 cuil. à soupe d'huile d'olive. Dès que le mélange est chaud, y déposer les champignons, saler, poivrer et les faire sauter environ 7 à 8 min, jusqu'à ce qu'ils aient rendu toute leur eau, puis les réserver.
• Dans une casserole, faire réduire le vin blanc de moitié à feu vif, puis mettre à feu moyen, ajouter le cognac, les lardons, le fond de veau et enfin la crème fraîche mélangée à la moutarde.
• Laisser réduire encore environ 10 min jusqu'à obtenir une consistance crémeuse, puis ajouter les champignons et vérifier l'assaisonnement.
• Dans la poêle qui a cuit les champignons, ajouter un filet d'huile d'olive, et quand celle-ci est bien chaude, y saisir les pavés 3 ou 4 min suivant l'épaisseur.
• Les retourner, saler, poivrer et laisser cuire jusqu'à ce que le sang perle à la surface, un peu plus si l'on aime la viande à point.
• Les mettre sur des assiettes chaudes, les napper de sauce et servir accompagné de 1 pomme de terre en robe des champs ou de petites pommes de terre vapeur.
• Parsemer de persil ciselé et de pluches de cerfeuil. Servir aussitôt.

Les quantités sont calculées pour une personne mesurant 1,70 m, ayant un métier actif.

Noix caramélisées

Pour 2 personnes

Préparation : 10 min
Cuisson :
la veille : 10 min
le jour même : 2 min

INGRÉDIENTS

200 g de noix épluchées
100 g de sucre en poudre
2 cuil. à soupe de graines de sésame
1/2 litre d'huile d'arachide

La veille

• Faire cuire les noix 10 min dans une casserole d'eau bouillante, les sortir et les égoutter dans une passoire puis les sécher et les étaler sur une plaque à pâtisserie.
• Les saupoudrer et les rouler dans le sucre en poudre.
• Laisser sécher au moins 2 h ou jusqu'au lendemain, au frais et au sec.

Le jour même

• Faire chauffer l'huile à feu modéré dans une friteuse, y mettre ensuite les noix par petites quantités. Les faire frire environ 2 min pour que le sucre fonde et qu'elles soient dorées.
• Les sortir avec une écumoire et les laisser sécher sur une plaque à pâtisserie. Les rouler dans les graines de sésame.

Bon à savoir

Ces noix, qui contiennent le gras nécessaire au goûter, se mangent en parts de 100 g, accompagnées d'1 grand verre de jus de fruits et d'1 orange.

Les quantités sont calculées pour une personne mesurant 1,70 m, ayant un métier actif.

Truites de mer au genièvre

Pour 2 personnes

Préparation : 5 min
Cuisson : 10 min

Ingrédients

500 g de truite de mer en filet sans la peau
1 dizaine de graines de genièvre grossièrement concassées
Paprika
Sel fin

- Faire chauffer une poêle antiadhésive et y placer les filets de truite.
- Saler, saupoudrer de paprika et parsemer des graines de genièvre concassées.
- Laisser cuire 4 min, retourner les filets et laisser à nouveau cuire pendant 2 à 4 min suivant l'épaisseur.

Accompagnement

Servir avec du chou rouge au genièvre.

Les quantités sont calculées pour une personne mesurant 1,70 m, ayant un métier actif.

Les conseils de complémentation alimentaire et de soins qui vont suivre sont certes fort utiles, mais ne sont bien entendu pas obligatoires *et ne peuvent contenir que des généralités, dans la mesure où les conseils précis devront tenir compte de tous vos paramètres personnels (hauteur, activité, rythme de vie, antécédents médicaux éventuels).*

Ils vous permettront d'ajouter un plus à votre démarche vers la beauté, que vous pourrez compléter également en sollicitant mes conseils et ceux de mes collaborateurs sur :

www.alaindelabos.com : site de conseils pour l'alimentation au quotidien ;

www.la-chrono-nutrition.fr : site de conseils médicalisés pour la gestion des cas particuliers et des troubles métaboliques.

Les compléments alimentaires souhaitables des Athlétique

Tout va bien pour les Athlétiques, et on pourrait penser qu'ils n'ont besoin de rien... mais on peut toujours mieux faire : enrichir leur corps en protéines permettra ainsi d'augmenter leur capital musculaire et de pousser plus loin leurs performances, en veillant à maintenir la plus grande souplesse possible des articulations et donner encore plus d'élasticité aux muscles.

On pourra donc ajouter au programme de la journée :

- **Au petit déjeuner :**
  - 1 sachet protéiné au goût salé ou chocolaté pour gagner en puissance ;
  - 1 gélule d'extrait de griffonia pour la qualité des transmissions nerveuses ;
  - 1 dose d'oméga 6 et 9 pour la fabrication des tissus élastiques.
- **Au déjeuner :**
  - 1 sachet protéiné au goût salé ;
  - 1 gélule d'extrait de griffonia pour la qualité des transmissions nerveuses ;
  - 1 dose d'oméga 3 et 6.
- **Au goûter :**
  - 1 sachet protéiné au goût sucré ou 1 barre protéinée ;
  - 1 gélule d'extrait de griffonia pour la qualité des transmissions nerveuses ;
  - 1 dose d'oméga 3 et 6 ;
  - 1 antioxydant.
- **Au dîner :**
  - 1 gélule d'extrait de griffonia pour la qualité des transmissions nerveuses ;
  - 1 dose d'oméga 3 ;
  - 1 antioxydant.

La cosmétologie des Athlétique

SOINS DU VISAGE

Ils doivent avant tout décrisper le visage tendu par les efforts

Si leur peau est grasse :

- **Pour nettoyer leur visage** il faudra appliquer un lait ou un gel démaquillant moussant qui va nettoyer efficacement les peaux mixtes et grasses tout en enlevant toutes les traces de poussières et de pollution qui obstruent les pores de la peau et qui peuvent provoquer des comédons ou boutons ;
- **Une crème de jour** ou un fluide matifiant afin de rétablir la qualité du sébum et éviter l'hyper séborrhée et l'hyper kératinisation. Ses actifs vont limiter la prolifération des micro-organismes responsables des imperfections, y compris ceux résistants. Elle va rétablir l'hydratation et garantir une peau nette et purifiée ;
- Pratiquer une fois par semaine **un gommage** qui va permettre de nettoyer et purifier les peaux grasses à problèmes, éliminer les cellules mortes et les impuretés et favoriser le renouvellement cellulaire. Suivi d'un masque à l'argile et à l'huile essentielle d'ylang-ylang qui va permettre de purifier en profondeur la peau ;
- **Un baume de nuit** purifiant mais également hydratant va permettre de réparer les lésions dues aux petits boutons.

SOINS DU CORPS

Pour avoir une peau exceptionnellement douce, souple et lisse il existe des produits cosmétiques raffermissants et hydratants sous forme de crème, gel ou lotion.

- Une émulsion douce et légère immédiatement absorbée par la peau. Divers extraits végétaux, des agents hydratants et raffermissants et des acides de fruits qui exfolient doucement la couche supérieure de l'épiderme.

Ces produits raffermissants pour le corps **nourrissent, affinent la texture de la peau et rééquilibrent l'hydratation.** On les utilisera en application quotidienne.

Après l'application, **la peau est immédiatement rafraîchie, soyeuse et lisse.** Les produits raffermissants pour le corps peuvent également être utilisés comme soin après-soleil grâce à leurs vertus apaisantes, rafraîchissantes, adoucissantes et relaxantes.

L'application se fait généreusement sur tout le corps, en massant légèrement avec le bout des doigts, des extrémités vers le centre du corps.

- Pour le buste on utilisera le gel buste tenseur composé d'huiles essentielles.

Son utilisation rendra la peau douce, souple et lisse, grâce à son action revitalisante, raffermissante, rafraîchissante et lui permettra de conserver ou retrouver un niveau optimal d'hydratation, de confort et de fermeté.

Le gel s'appliquera en légère couche sur le buste, après la douche. On la fera pénétrer par un léger massage circulaire en remontant de la base des seins jusqu'au cou.

- **Enveloppement relaxant**

Divine sensation de cocon doux et chaud pour se relaxer, se sentir bien, en un mot être zen.

- **Modelage corps**

Un modelage pour délasser les tensions, tout en équilibrant les énergies du corps. Une parenthèse d'harmonie où les effleurages et les points de digito-pression, vous apportent un grand moment de réconfort.

Les soins de physiothérapie des Athlétique

Les Athlétique fournissent encore plus d'efforts que les Schwartzy, car ils recherchent plus les performances que la plastique et vont jusqu'au bout des épreuves et des compétitions sans chercher à doser leur dépense d'énergie.

Il leur faudra donc recourir aux bienfaits d'une physiothérapie relaxante autant que défatigante et réparatrice.

- **La baignoire à hydrofusion**

Ce sont des soins pratiqués dans une baignoire soit à bulles soit hydromassante. Ce sont des moments de relaxation extrême. Les jets massants ou les microbulles provoquent une détente musculaire mais également une détente de l'esprit. Ces bains sont souvent associés avec des huiles essentielles suivant l'effet que l'on veut obtenir.

Les Don Camillo

Dans le morphotype Don Camillo le volume et le poids sont rassemblés sur le milieu et le haut du corps. Tout le tronc est épaissi : non seulement la poitrine mais aussi la taille et surtout le ventre.

Vos mesures

En calculant la différence entre vos valeurs actuelles et vos valeurs souhaitables, vous avez obtenu :

- un tour de poitrine actuel largement supérieur à votre tour de poitrine souhaitable : **vous avez un torse trop développé par rapport au reste du corps.**
- un tour de taille actuel supérieur à votre tour de taille souhaitable : **vous avez une taille très épaisse.**
- un tour de hanches actuel égal, voire même inférieur à votre tour de hanches souhaitable : **vos hanches étant beaucoup moins grosses que le reste du corps, vous allez donner l'impression fausse d'avoir des trop petites fesses.**

En fait c'est le reste du tronc qui est beaucoup trop gros !

Vos erreurs alimentaires

Vous mangez :	– du pain à tous les repas – trop de féculents le midi – des pâtisseries ou un dessert à tous les repas ou presque – pas assez de légumes

Les féculents mélangés en grosse quantité à la viande entraînent des excès de calories qui conduisent à prendre beaucoup trop de poids en stockant ces excès d'apports en sucres lents et en gras dans la poitrine et dans la taille.

Il vous faudra beaucoup de discipline pour revenir à de bonnes proportions dans votre alimentation. Mais votre perte de poids et de volume sont à ce prix. Nous allons essayer ensemble de retrouver le chemin d'une alimentation équilibrée.

Les risques

Surveillez votre cœur et vos artères menacés par le stockage de lipides et de glucides non utilisés.

Par ailleurs, l'excès de poids dont vous souffrez est dangereux pour vos articulations.

Que corriger ?

LE POIDS

Ce sera facile si vous vous en tenez aux principes de la Chrono-nutrition en limitant les fromages au petit déjeuner et en revenant à un plat unique au déjeuner et au dîner.

LES VOLUMES

Dans ce morphotype le gras a pris nettement la place des muscles.

La poitrine et le ventre sont très enrobés, les bras et les cuisses sont trop dodus, par contre les jambes et les avant-bras restent normaux ou maigres.

■ *Comment rééquilibrer ?*

Comment corriger vos erreurs

En mangeant : – moins de féculents
– plus de légumes
– mieux le matin

En ne sautant pas le petit déjeuner
En prenant le goûter le plus tard possible

Vous n'avez pas faim le matin parce que, souvent, vous avez trop mangé le soir.

Donc, la première règle sera de ne pas déroger à : « gras le matin, léger le soir ».

Il vous faudra aussi réapprendre à manger des proportions raisonnables de féculents et à réintroduire les légumes.

LE PETIT DÉJEUNER DON CAMILLO

Les Don Camillo ont la mauvaise habitude de très mal manger le matin. Ne bâclez plus ce petit déjeuner, même si dans les premières semaines le fait de manger salé et de cesser de boire du lait ou d'avaler des laitages semi-liquides rompt totalement avec vos habitudes.

Le principe sera pour vous de manger le matin ce que vous aviez l'habitude de manger le midi : du fromage, du

pain, du beurre voire même des œufs au bacon, des quiches ou de la charcuterie.

Si vous suivez bien cette nouvelle façon de manger, votre appétit ne réapparaîtra que 4 à 6 heures plus tard. Si c'est plus tôt, vous n'avez pas mangé suffisamment de corps gras et/ou trop de pain. Si c'est plus tard, vous avez exagéré votre quantité de corps gras.

Donc attention à bien manger le matin. N'esquivez pas cet indispensable repas du matin sous le fallacieux prétexte que vous n'avez pas le temps.

Le petit déjeuner fromage + pain + beurre est justement fait pour qu'on puisse le préparer sous forme de sandwich le soir en prenant la précaution d'envelopper celui-ci dans un torchon bien serré.

Vous pouvez alterner le traditionnel petit déjeuner pain-fromage et des petits déjeuners tout aussi nourrissants et complets comme le petit déjeuner à l'anglaise ou celui à l'allemande (voir p. 20 et la recette du matin à la fin du chapitre consacré aux Athlétique).

LE DÉJEUNER DON CAMILLO

Il devra, comme le petit déjeuner, bloquer le mieux et le plus longtemps possible l'appétit, sans être trop volumineux ni trop prolongé car on le dit, et c'est tout à fait vrai, l'appétit vient en mangeant.

- **La viande**

Toutes les viandes vous sont permises, **privilégiez les viandes rouges et les plats en sauce.** Cela ne vous empêchera pas d'arriver rapidement à un résultat satisfaisant sur votre silhouette.

Vous trouverez à la p. 22 la quantité de viande qu'il vous faut en fonction de votre taille, mais pour vous il faudra augmenter cette quantité de base.

Par exemple :

Pour un Don Camillo d'1,70 m : de 240 à 270 g de viande à midi.

Mangez la viande en priorité en ne la complétant par les féculents qu'à la fin du plat, sans en exagérer la portion.

Par prudence, vous mangerez donc, par exemple, si possible complètement votre bœuf en daube (ou au moins les 2/3) avant d'y adjoindre des pommes de terre, ou toute votre portion de gigot (ou au moins les 2/3) avant d'y ajouter les flageolets à la crème, dont vous mettrez le bon nombre de cuillerées à soupe dans votre assiette, et pas plus.

- **Les féculents**

Pour accélérer le processus d'amincissement que vous avez entrepris, vous pouvez, dans les premiers temps, remplacer les féculents de la journée type par des légumes verts.

Par la suite, vous pourrez revenir aux féculents (à l'heure du déjeuner uniquement) : légumes secs, riz, soja, champignons (légumes un peu particuliers, qui peuvent être consommés aussi bien le soir qu'à midi et à préférer aux pommes de terre). Et supprimez les céréales, qu'il s'agisse de pâtes, semoules ou polenta.

Que vous choisissiez des légumes ou des féculents à midi, limitez-vous à la quantité établie en fonction de votre taille (voir p. 24), la moyenne étant de **4 grosses cuillerées à soupe si vous mesurez 1,70 m.**

LE GOÛTER DON CAMILLO

Il sera distant du déjeuner d'au moins 5 heures et se prendra le plus tard possible, afin de diminuer le gros appétit vous poussant à trop manger le soir.

Une précaution essentielle pour ce morphotype, sachant que le repas du soir des **Don Camillo** est toujours trop important et trop nourrissant.

Vous n'aviez peut-être pas l'habitude de goûter, mais c'est un nouveau pli que vous allez absolument devoir prendre pour parvenir à retrouver une silhouette équilibrée. Obligation absolue, par contre, d'oublier les gâteaux et pâtisseries que vous aimiez tant. Gageons pourtant que vous ne les regretterez pas bien longtemps avec toutes les autres possibilités gourmandes qui s'offrent à vous.

- **Les gras végétaux**

Bien goûter sera nécessaire autant qu'utile, et si par malheur vous n'aimez pas le chocolat noir en tablettes, n'oubliez pas les autres gras végétaux : un avocat vinaigrette, par exemple, que vous mangerez en entier ; des poires nappées de chocolat ; de la crème de marron ou, mieux encore, **2 grosses cuillerées à soupe** de graines (noix, amandes, noisettes, etc.).

- **Les fruits et dérivés sucrés**

Régalez-vous tout simplement avec 4 cuillerées à soupe bien pleines de fruits frais, ou **2 grosses cuillerées à soupe** de fruits secs ou encore 2 grands verres de 15 cl de jus de fruits naturels. Le tout étant de calmer votre appétit au maximum.

LE DÎNER DON CAMILLO

- **Le poisson**

Poissons, gras ou maigres, et fruits de mer seront les bienvenus. Leur quantité étant libre, vous serez libéré de tout sentiment de contrainte.

Tout comme le Schwartzy et le Rubens vous devrez **supprimer la viande blanche à l'heure du dîner,** mais pas pour les mêmes raisons. Pour vous il s'agit de lutter contre le poids et une très fréquente hypercholestérolémie de surcharge, alors que le Rubens doit se débarrasser de centimètres fâcheusement accrochés à ses hanches et le Schwartzy de son excès de stockage en protéines. En outre, moins vous mangerez le soir, plus vous aurez faim le matin et plus vous mincirez car vous mangerez les corps gras au moment où votre corps en a le plus besoin, au démarrage de la journée.

- **Les légumes**

Faites en même temps l'effort de respecter la part de légumes que vous supprimez trop souvent.

Vous avez diminué la quantité de féculents. Compensez cette suppression par une portion raisonnable de légumes verts (y compris bien entendu, les carottes, tomates et autres légumes de toutes les couleurs et cependant qualifiés curieusement de verts), sous peine de risquer une constipation sévère. Adaptez cette quantité de végétaux en fonction de votre taille (voir p. 29), la moyenne étant de **4 grosses cuillerées à soupe** pour le dîner, **si vous mesurez 1,70 m.**

Si vous avez une réelle aversion pour les légumes doublez la part des fruits au goûter, en laissant pour le soir un gros plat de poisson ou de fruits de mer.

L'essentiel est de terminer la soirée en allant vous coucher satisfait et suffisamment rassasié.

Attention d'ailleurs aux soirées trop longues : attendez d'avoir vraiment faim et dînez aussi tard que vous voudrez, jusqu'à 1 heure avant le coucher. Cela vous évitera de céder aux tentations nocturnes de cinquième repas, en général plus liées à des envies qu'à de réels besoins.

Souvenez-vous que les boissons chaudes et aromatisées, mais sans sucre ni édulcorant, seront vos meilleurs anges gardiens et vous éviteront bien des écarts.

Enfin, n'oubliez pas que le programme quotidien proposé pour votre morphotype est destiné à rééquilibrer rapidement votre métabolisme et vos formes grâce à des apports alimentaires volontairement réduits ou augmentés. Une fois que vous aurez réussi à retrouver vos formes et votre poids souhaitables, vous devrez revenir à la journée type (voir p. 32).

Vous pourrez ainsi suivre le programme de croisière de la Chrono-nutrition qui vous permettra de conserver aussi longtemps que vous le suivrez, un poids convenable et des formes équilibrées.

Et pour vous aider à entrer sans crainte et sans souffrir dans votre programme, découvrez, dans les pages suivantes, **quatre recettes** pour une journée de repas savoureux, suivies de **pages de conseils de mise en beauté** pour vous aider à gérer encore plus efficacement votre retour vers un poids et des volumes aussi parfaits que possible.

Cervelas farcis

Pour 2 personnes

Préparation : 5 min
Cuisson : 10 min

INGRÉDIENTS

2 cervelas
4 tranches de lard fumé
100 g d'emmental
30 g de beurre
2 tranches de pain de campagne
Moutarde forte

- Préchauffer le four à 200 °C (th. 6-7).
- Ôter la peau des cervelas. Les couper dans le sens de la longueur sans aller jusqu'au bout pour former un portefeuille.
- Couper l'emmental en tranches de la longueur des cervelas. Les enduire de moutarde et les placer au centre des cervelas.
- Entourer chaque cervelas de 2 tranches de lard, les maintenir par 2 piques en bois.
- Tapisser un petit plat allant au four de papier aluminium. Y déposer les cervelas et enfourner pour 10 min.
- Déguster dès la sortie du four avec le pain beurré.

Bon à savoir
Excellent pour tous, ce petit déjeuner fera sans doute plaisir à ceux et celles qui n'aiment pas le fromage.

Les quantités sont calculées pour une personne mesurant 1,70 m, ayant un métier actif.

Côtes de porc vinaigrette aux lentilles et aux petits lardons

Pour 2 personnes

Préparation : 10 min
Cuisson : 22 min

INGRÉDIENTS

4 côtes de porc
1 vingtaine de petits lardons
1 échalote hachée
Herbes de Provence
4 à 6 grosses cuil. à soupe de lentilles cuites
Sel, poivre du moulin

La vinaigrette

1 cuil. à soupe de vinaigre
1 cuil. à café de moutarde
2 cuil. à soupe d'huile d'olive
1 cuil. à soupe d'huile de pépins de raisin
Sel, poivre du moulin

- Faire chauffer à feu vif une poêle antiadhésive, y poser les 4 côtes et les saisir de chaque côté en les saupoudrant avec les herbes.
- Baisser le feu, ajouter l'échalote hachée et les lardons, saler, poivrer et faire cuire à feu doux environ 10 min de chaque côté.
- Pendant ce temps, préparer la vinaigrette.
- Dans un saladier, mettre le sel, le poivre, la moutarde, la cuillerée de vinaigre et bien mélanger le tout.
- Ajouter ensuite les 2 cuil. à soupe d'huile d'olive et la cuillerée à soupe d'huile de pépins de raisin.
- Dès que les côtes sont cuites, les découper en morceaux puis les placer avec les lardons dans le saladier avec 4 à 6 grosses cuillerées à soupe de lentilles.

Accompagnement

Les lentilles du plat constituent la garniture.

Les quantités sont calculées pour une personne mesurant 1,70 m, ayant un métier actif.

Salade de fruits exotiques

Pour 2 personnes

Préparation : 20 min

INGRÉDIENTS

2 cerises confites
1 mangue
2 kiwis
4 litchis
2 tranches d'ananas frais ou en boîte
1 carambole
2 feuilles de menthe
20 cl de sirop de sucre de canne

- Éplucher les fruits.
- Couper la mangue et l'ananas en dés, la carambole et les kiwis en tranches mais laisser les litchis entiers.
- Mettre les fruits dans 2 bols chinois, ajouter dans chacun 10 cl de sirop de sucre de canne.
- Décorer chaque bol avec 1 feuille de menthe et 1 cerise confite.

Bon à savoir

N'oubliez pas d'ajouter à ce goûter 30 g de chocolat noir. Vous pouvez très bien le croquer en tablette ou le faire fondre, au micro-ondes par exemple, et en napper la salade de fruits.

Les quantités sont calculées pour une personne mesurant 1,70 m, ayant un métier actif.

Cassolettes de truite et purée sur fond d'artichaut

Pour 2 personnes

Préparation : 20 min
Cuisson : 30 min

INGRÉDIENTS

- **3 truites**
- **2 cubes de court-bouillon instantané dans 2 litres d'eau**
- **2 artichauts**
- **1 citron**
- **3 cuil. à soupe de crème**
- **Mélange pour poisson Amora**
- **Sel, poivre du moulin**

• Dans une Cocotte-Minute faire bouillir 2 litres d'eau bien salée.

• Laver soigneusement les artichauts et les déposer dans le panier vapeur de la cocotte.

• Fermer la cocotte et à partir de la rotation de la soupape laisser cuire 15 à 20 min.

• Quand les artichauts sont cuits, passer la cocotte sous l'eau froide afin d'éliminer la vapeur, l'ouvrir et sortir les artichauts.

• Vérifier qu'ils sont bien cuits, en détachant 2 ou 3 feuilles. S'ils sont bien cuits, ôter toutes les feuilles, les citronner et enlever le foin.

• Citronner également les fonds afin qu'ils ne noircissent pas et les déposer dans le fond des cassolettes.

• Pendant ce temps, mettre 50 cl d'eau à bouillir dans une casserole et, quand l'eau est bouillante, y dissoudre les 2 cubes de court-bouillon.

• Quand les cubes sont dissous ajouter 1 litre 1/2 d'eau froide, y plonger les truites, reporter l'eau à frémissement et l'y maintenir pendant 10 min.

• À l'aide d'une écumoire, sortir une truite à la fois, l'éplucher, lever les filets et les déposer sur le fond d'artichaut, en répartissant la troisième truite dans les 2 cassolettes, saupoudrer de mélange pour poisson (Amora) puis enfourner à feu doux.

• À l'aide d'une petite cuillère, ôter la partie comestible de chaque feuille, et la passer au mixeur avec 2 cuil. à soupe de crème.

- Répartir la troisième cuillerée de crème sur les truites.
- Mettre la purée d'artichauts dans deux petits bols chinois et placer ceux-ci avec les deux cassolettes pour les réchauffer.
- Servir l'ensemble bien chaud.

Accompagnement

Les légumes du plat constituent la garniture.

Les quantités sont calculées pour une personne mesurant 1,70 m, ayant un métier actif.

Bon à savoir

Le mélange pour poisson Amora se trouve en grande surface.

Les conseils de complémentation alimentaire et de soins qui vont suivre sont certes fort utiles, mais ne sont bien entendu pas obligatoires *et ne peuvent contenir que des généralités, dans la mesure où les conseils précis devront tenir compte de tous vos paramètres personnels (hauteur, activité, rythme de vie, antécédents médicaux éventuels).*

Ils vous permettront d'ajouter un plus à votre démarche vers la beauté, que vous pourrez compléter également en sollicitant mes conseils et ceux de mes collaborateurs sur :

www.alaindelabos.com : site de conseils pour l'alimentation au quotidien ;

www.la-chrono-nutrition.fr : site de conseils médicalisés pour la gestion des cas particuliers et des troubles métaboliques.

Les compléments alimentaires souhaitables des Don Camillo

Les excès alimentaires en sucres lents des Don Camillo s'accompagnent toujours de carences en protéines et provoquent très fréquemment une stéatose hépatique.

Il va donc falloir rééquilibrer le capital musculaire et tissulaire en prenant :

- **Au petit déjeuner :**
  - 1 sachet protéiné au goût salé ;
  - 1 gélule d'extrait de griffonia pour la qualité des transmissions nerveuses ;
  - 1 dose de pré et probiotiques.
- **Au déjeuner :**
  - 1 sachet protéiné au goût salé ;
  - 1 gélule d'extrait de griffonia pour la qualité des transmissions nerveuses.
- **Au goûter :**
  - 1 sachet protéiné au goût sucré ou 1 barre protéinée ;
  - 1 gélule d'extrait de griffonia pour la qualité des transmissions nerveuses ;
  - 1 antioxydant.
- **Au dîner :**
  - 1 gélule d'extrait de griffonia pour la qualité des transmissions nerveuses ;
  - 1 antioxydant ;
  - 1 dose de pré et probiotiques.

Il faudra également débarrasser le foie et les tissus de leur excès de gras en prenant :

- **Au petit déjeuner :**
  - 1 dose d'oméga 6 et 9 pour la fabrication des tissus élastiques ;
  - 1 gélule d'OPC (ongles, peau, cheveux).
- **Au déjeuner :**
  - 1 dose d'oméga 3 et 6.
- **Au dîner :**
  - 1 dose d'oméga 3 ;
  - 1 gélule d'OPC (ongles, peau, cheveux).

La cosmétologie des Don Camillo

SOINS DU VISAGE

Les Don Camillo ont souvent la peau grasse.

Le capiton sous-cutané des Don Camillo gênant la respiration de la peau, celle-ci a tendance à s'épaissir et à se congestionner, leur visage présentant des pores dilatés sur la ligne médiane et un teint asphyxié d'aspect luisant.

Un soin du visage matifiant et purifiant particulièrement performant en institut une fois par mois leur est conseillé.

Il s'agira d'un soin purifiant nécessitant l'utilisation de produits ciblés très concentrés. Celui-ci va absorber l'excès de sébum afin de débarrasser l'épiderme de toutes ses impuretés, redonner au visage un épiderme visiblement plus lumineux et débarrassé de son aspect luisant. Il évitera l'obstruction des pores, génératrice d'hyperkératose, et assurera une asepsie de la peau en limitant la prolifération de la flore microbienne. Il va rééquilibrer, purifier et affiner le grain de peau.

Si leur peau est grasse :

- **Pour nettoyer leur visage** il faudra appliquer un lait ou un gel démaquillant moussant qui va nettoyer efficacement les peaux mixtes et grasses tout en enlevant toutes les traces de poussières et de pollution qui obstruent les pores de la peau et qui peuvent provoquer des comédons ou boutons ;
- **Une crème de jour** ou un fluide matifiant afin de rétablir la qualité du sébum et éviter l'hyper séborrhée et l'hyper kératinisation. Ses actifs vont limiter la prolifération des micro-organismes responsables des imperfections, y compris ceux résistants. Elle va rétablir l'hydratation et garantir une peau nette et purifiée ;

- Pratiquer une fois par semaine **un gommage** qui va permettre de nettoyer et purifier les peaux grasses à problèmes, éliminer les cellules mortes et les impuretés et favoriser le renouvellement cellulaire. Suivi d'un masque à l'argile et à l'huile essentielle d'ylang-ylang qui va permettre de purifier en profondeur la peau ;
- **Un baume de nuit** purifiant mais également hydratant va permettre de réparer les lésions dues aux petits boutons.

SOINS DU CORPS

Trois sortes de modelages :

- **Activateur de la circulation sanguine**

Les manœuvres de friction revigorantes et stimulantes pour activer la circulation sanguine et faire circuler les énergies. Une huile de modelage à base de sarriette et de citron appliquée au moyen d'une gestuelle très vive qui stimule la microcirculation et favorise les échanges énergétiques de la peau. Une action ciblée sur les problèmes circulatoires.

- **Détoxifiant**

Des pompages drainants pour cibler, traquer les rondeurs et désengorger les tissus. Une huile à base d'huiles essentielles de basilic et de pamplemousse pour aider à drainer et éliminer les toxines, l'accumulation d'eau et de graisses. Une action ciblée sur les zones les plus engorgées.

- **Tonifiant**

Des tapotements tonifiants et revitalisants pour aider à lisser et à raffermir la peau. Une huile à base de rose et de *lemongrass* pour aider à tonifier et à restaurer la fermeté des tissus. Une action ciblée sur les zones les plus charnues.

Les soins de physiothérapie des Don Camillo

- **Appareil d'alphalipologie**

L'alphalipologie est une méthode d'amincissement permettant à la fois de mincir et de se remuscler en combinant deux méthodes : l'électrostimulation et les infrarouges.

La personne s'allonge sur un matelas confortable sur le ventre ou le dos suivant la zone à traiter. Le corps est alors balayé par des lampes à infrarouges qui vont permettre une augmentation de la température de la peau. Cela va provoquer une fluidification des cellules graisseuses. En même temps on applique des électrodes sur la ou les zones à traiter pour remuscler, afin que les muscles utilisent cette graisse disponible et la remplacent par du muscle. La silhouette va être remodelée.

- **Soin minceur anti-capitons par ondes vibratoires**

Les ultrasons émis vont renforcer l'action des soins amincissants classiques en disloquant le réseau fibreux qui emprisonne les tissus dans les cas de cellulite et en fluidifiant les graisses. Le résultat : une peau plus lisse avec perte de centimètres. Cet appareil associé à un appareil de drainage esthétique est très efficace dans les soins contre la cellulite résistante.

Les Monastique

Les femmes et les hommes appartenant au morphotype Monastique sont beaucoup plus gros que lourds. Chez eux, les kilos sont stockés au niveau de la taille et du ventre. Souvent, on demande aux femmes Monastique si elles sont enceintes puisqu'elles ont une silhouette relativement mince mais un ventre bien rebondi. Ce tour de taille généreux contraste avec des membres normaux, voire parfois maigres.

■ *Vos mesures*

En calculant la différence entre vos valeurs actuelles et vos valeurs souhaitables, vous avez obtenu :

- un tour de poitrine actuel à peu près identique à votre tour de poitrine souhaitable voire même un peu en dessous de celui-ci : **vous avez une poitrine normale ou un peu maigre.**
- un tour de taille actuel très supérieur à votre tour de taille souhaitable : **vous avez une taille nettement trop épaisse.**
- un tour de hanches actuel égal, voire même un peu en dessous de votre tour de hanches souhaitable : **vous avez des hanches normales ou étroites.**

■ *Vos erreurs alimentaires*

Vous mangez :	– trop de féculents, notamment à midi – trop de pain – trop de grignotages et/ou de pâtisseries – pas assez de viande

Cette surconsommation de féculents, dont vous abusez soit par goût, soit pour éviter de grossir, aggrave votre problème de silhouette.

Vous fuyez les protéines animales et, bien entendu, vous compensez en protéines végétales (lentilles, pain complet...). Mais il va falloir apprendre à rééquilibrer tout cela.

L'ennui avec les protéines végétales, c'est qu'elles occupent beaucoup plus de volume dans le corps que les protéines animales. De plus, elles contiennent une proportion importante de sucres lents que vous allez stocker Ce qui a pour effet cette silhouette replète.

Je vois d'ici les végétaliens brandir leurs protéines végétales, dont la valeur calorique est soi-disant égale à celles des protéines animales... Que nenni chers amis ! Prétendre cela, c'est confondre des valeurs théoriques et des valeurs pratiques. Ce qui conduit à une grossière erreur.

Contrairement à ce que vous pouvez croire, plus un aliment est riche en protéines, moins il en faudra pour calmer l'appétit.

■ *Les risques*

Ce morphotype est sujet à des diabètes de surcharge. Surveillez donc le taux de sucre dans le sang.

De plus, vous risquez indirectement de voir votre taux de cholestérol augmenter.

■ *Que corriger ?*

LA TAILLE

Pour l'instant, il y a bien longtemps que vous ne savez plus ce que c'est que d'avoir une taille marquée.

LE VENTRE

Les féculents ont élu domicile dans cette région de votre anatomie. Le régime carnivore la fera fondre.

■ *Comment rééquilibrer ?*

Votre problème sera donc de réduire sagement vos féculents et de cesser de manger du pain à table, sauf le matin, et des féculents à tous les repas.

Comment corriger vos erreurs	
En mangeant :	– une beaucoup plus grosse quantité de viande
	– moins de féculents et seulement le midi
	– pas de pain en dehors du petit déjeuner

LE PETIT DÉJEUNER MONASTIQUE

L'important est que vous ne sautiez pas ce petit déjeuner, quitte à le reporter d'1 heure par rapport à son horaire habituel pour être sûr d'avoir bien faim. Son rôle est capital puisqu'il va vous apporter les réserves d'énergie dont vous avez besoin et vous éviter notamment le fameux « coup de pompe » de la fin de matinée bien connu de ceux qui n'ont pas assez mangé le matin.

Mais, contrairement aux autres morphotypes, vous avez besoin de retrouver des muscles et de perdre du gras. Vous allez donc diminuer les sucres lents (avec le pain) et augmenter le fromage.

- **Le fromage**

Ne vous privez d'aucun type de fromage. Suivez vos envies matinales, sans restriction aucune.

Augmentez la part de fromage de la journée type (voir p. 32) tout en respectant les quantités adaptées à votre taille et à votre activité (voir p. 19) :

Pour une personne d'1,70 m : 100 g de fromage les jours de repos et 110 à 120 g les jours d'activité.

- **Le pain**

Au cours de mes consultations, j'ai pu remarquer que les personnes appartenant au morphotype Monastique n'avaient pas trop de difficulté à suivre le menu du petit déjeuner que je leur proposais. Par contre, vous avez une fâcheuse propension à augmenter la part de pain que je vous conseille.

Alors, diminuez la part de pain pour la ramener à celle prévue par la journée type (voir p. 32) mais surtout respectez les quantités, en fonction de votre taille et de votre activité (voir p. 19).

Pour un Monastique d'1,70 m : 50 g de pain les jours de repos et 70 g les jours d'activité.

Vous pouvez vous régaler de pains denses pour bien calmer votre faim : pain de seigle, pain complet, etc.

- **Le beurre**

Puisque vous avez augmenté la part de fromage, essayez de vous restreindre en tartinant votre pain et limitez-vous à 12 g de beurre au petit déjeuner. Cette quantité n'est pas une lubie de ma part, elle correspond à une petite plaquette de beurre qu'on sert dans les restaurants. Cela vous simplifiera la vie ! Vous pouvez choisir entre le beurre doux et le beurre salé, sauf si vous souffrez d'hypertension artérielle, car dans ce cas le sel est interdit.

LE DÉJEUNER MONASTIQUE

Mangez d'abord la viande, et en bonne quantité, ce qui vous permettra de calmer vos élans végétariens.

Dans votre cas, il ne sera pas nécessaire d'être rigoureux sur sa valeur nutritive, choisissez donc à votre gré ce qui vous plaira. Des viandes blanches suffiront à satisfaire largement votre appétit, et même en sauce si cela vous fait plaisir.

Vérifiez bien les quantités établies en fonction de votre taille (voir p. 22), mais attention j'ai augmenté la part minimale :

Pour un Monastique d'1,70 m : de 220 à 270 g de viande.

- **Les féculents**

Vous êtes un gros mangeur de féculents. Pour vous permettre de retrouver plus vite vos valeurs souhaitables, vous avez la possibilité d'accélérer le processus d'amincissement en remplaçant la part de féculents du midi par des légumes. Ensuite, vous pourrez tout naturellement reprendre la quantité de féculents conseillée dans la journée type.

Respectez les quantités adaptées à votre taille (voir p. 24), la moyenne étant de **4 grosses cuillerées à soupe pour un Monastique d'1,70 m.**

LE GOÛTER MONASTIQUE

C'est un moment sympathique, mais également fort utile dans votre cas. En effet, vous aviez souvent la mauvaise habitude de vous gaver de pâtisseries à l'heure du goûter. Réapprenez à manger sucré, mais de façon intelligente, votre silhouette vous en démontrera les bienfaits très vite.

- **Les gras végétaux**

Les 30 g de chocolat vous permettront de calmer une possible envie de féculents le soir ou l'éternelle tentation pour vous, pauvres petits moines, du pain à chaque repas. Mais vous pouvez aussi piocher dans les autres gras végétaux : **2 grosses cuillerées à soupe** de graines (amandes, noix, noisettes, pignons...) ou

2 grosses cuillerées à soupe d'olives ou 1 avocat au sucre ou à la vinaigrette.

- **Les fruits et dérivés sucrés**

N'augmentez pas les fruits même si vous en éprouvez le désir, vous vous interdiriez alors de manger des légumes le soir.

Vous pouvez par contre vous faire plaisir avec **2 grosses cuillerées à soupe** de confiture ou de marmelade.

LE DÎNER MONASTIQUE

- **Le poisson**

Si vous avez une grosse faim, laissez-vous aller sur les produits de la mer qui sont une vraie bénédiction pour qui veut perdre du poids tout en continuant à manger. Optez de préférence pour les poissons gras (voir p. 31) qui satisferont plus vite votre faim et vous éviteront de vous relever en pleine nuit pour vider le réfrigérateur.

- **La viande**

Surtout n'allez pas vous ruer sur un bon steak à cette heure tardive ! Seule la viande blanche pourra être consommée à une heure avancée de la journée. Et limitez-vous à des quantités raisonnables, adaptées à votre taille (voir p. 22) :

Pour un Monastique d'1,70 m : 130 g maximum de viande blanche.

- **Les légumes**

Ils ne sont pas obligatoires, et vous pouvez tout à fait décider de faire un dîner uniquement constitué de poisson ou de viande blanche.

Toutefois, vous pouvez prendre en moyenne **4 grosses cuillerées à soupe** de **légumes** le soir, quantité à adapter en fonction de votre taille (voir p. 29).

Enfin, n'oubliez pas que le programme quotidien proposé pour votre morphotype est destiné à rééquilibrer rapidement votre métabolisme et vos formes grâce à

des apports alimentaires volontairement réduits ou augmentés. Une fois que vous aurez réussi à retrouver vos formes et votre poids souhaitables, vous devrez revenir à la journée type (voir p. 32).

Vous pourrez ainsi suivre le programme de croisière de la Chrono-nutrition qui vous permettra de conserver aussi longtemps que vous le suivrez, un poids convenable et des formes équilibrées.

Et pour vous aider à entrer sans crainte et sans souffrir dans votre programme, découvrez, dans les pages suivantes, **quatre recettes** pour une journée de repas savoureux, suivies de **de conseils de mise en beauté** pour vous aider à gérer encore plus efficacement votre retour vers un poids et des volumes aussi parfaits que possible.

Brique de pont-l'évêque

Pour 2 personnes

Préparation : 10 min
Cuisson : 5 min

INGRÉDIENTS

4 feuilles de brique
200 g de pont-l'évêque
40 g de beurre fondu

- Retirer la croûte du pont-l'évêque et le couper en 4 dans le sens de la longueur.
- Placer un morceau sur chaque feuille de brique, l'enrouler et replier les extrémités.
- Faire fondre le beurre puis, à l'aide d'un pinceau, badigeonner les petits paquets.
- Rôtir au four à 180 °C (th. 6) pendant 5 min.

Bon à savoir

Encore une entrée pour un déjeuner de fête qui permettra de ne pas mettre le fromage à la fin du repas.

Les quantités sont calculées pour une personne mesurant 1,70 m, ayant un métier actif.

Steaks hachés au parfum de merguez

Pour 2 personnes

Préparation : 5 min
Cuisson : 10 min

INGRÉDIENTS

4 steaks hachés de 100 g
2 merguez
1 cuil. à café d'huile de pépins de raisins
Sel, poivre du moulin

- Faire chauffer une poêle antiadhésive pour y faire cuire les merguez à feu moyen pendant 6 a 7 min, puis débarrasser sur une assiette.
- Jeter le gras de cuisson des merguez, essuyer la poêle et y mettre à chauffer la cuil. à café d'huile de pépins de raisin.
- Dès que l'huile est chaude déposer les steaks hachés dans la poêle, saler, poivrer, faire cuire à feu vif pendant 2 min.
- Pendant la cuisson couper les merguez en rondelles.
- Au bout de 2 min retourner les steaks hachés, saler, poivrer, mettre à feu moyen, poser les rondelles de merguez sur les steaks et faire cuire 2 min.
- Servir sur 2 assiettes chaudes.

Accompagnement

Servir avec de la purée de pommes de terre.

Bon à savoir

Faites faire vos steaks hachés par votre boucher, il connaît l'origine et la qualité de la viande qu'il vous vend.

Les quantités sont calculées pour une personne mesurant 1,70 m, ayant un métier actif.

Chaud-froid de pêches au caramel fluide

Pour 1 personne

Préparation : 3 min
Cuisson : 1 min

INGRÉDIENTS

- **2 pêches au sirop**
- **2 boules de sorbet à la pomme**
- **3 cuil. à soupe de caramel fluide**

• Couper les pêches au sirop en deux. Les disposer dans une assiette.

• Passer l'assiette au micro-ondes 1 min à puissance maximale.

• Ajouter à côté des pêches les 2 boules de sorbet à la pomme. Recouvrir les pêches et le sorbet de caramel fluide.

• Déguster en mélangeant dans chaque cuillerée la pêche, le caramel et le sorbet.

Bon à savoir

Attention, ce délicieux goûter est hélas formellement interdit aux diabétiques.

Les quantités sont calculées pour une personne mesurant 1,70 m, ayant un métier actif.

Maquereaux farcis à l'échalote

Pour 2 personnes

Préparation : 20 min
Cuisson : 25 min

INGRÉDIENTS

4 maquereaux
6 échalotes
2 citrons (jus)
3 cuil. à soupe d'huile d'olive
1 cuil. à café de persil
1 cuil. à café de graines de fenouil
1 cuil. à café de graines d'aneth
Sel, poivre du moulin

• Demander au poissonnier de vider et de couper les nageoires des maquereaux. Pratiquer sur le dos de petites incisions.
• Badigeonner l'intérieur des poissons avec 1 cuil. à soupe d'huile d'olive. Arroser de jus de citron (garder 1/2 citron), saler et poivrer. Farcir chaque poisson avec un mélange de persil haché, fenouil, aneth et 4 échalotes hachées. Ficeler chaque maquereau.
• Dans une poêle, faire chauffer 1 cuil. à soupe d'huile d'olive.
• Faire cuire les poissons 8 min de chaque côté.
• Pendant ce temps, préparer la sauce : dans une poêle, faire chauffer 1 cuil. à soupe d'huile d'olive et faire revenir les 2 échalotes hachées restantes, du persil haché, le jus d'1/2 citron.
• Saler, poivrer et laisser cuire doucement pendant 6 min.
• Servir bien chaud.

Accompagnement
On peut ajouter à ce plat des petits navets glacés ou des champignons à l'échalote.

Bon à savoir
Ce poisson très gras peut se manger le midi, à condition de l'accompagner de 4 cuillerées à soupe bien pleines de petits pois au beurre par personne.

Les quantités sont calculées pour une personne mesurant 1,70 m, ayant un métier actif.

***Les conseils de complémentation alimentaire et de soins qui vont suivre sont certes fort utiles, mais ne sont bien entendu pas obligatoires** et ne peuvent contenir que des généralités, dans la mesure où les conseils précis devront tenir compte de tous vos paramètres personnels (hauteur, activité, rythme de vie, antécédents médicaux éventuels).*

Ils vous permettront d'ajouter un plus à votre démarche vers la beauté, que vous pourrez compléter également en sollicitant mes conseils et ceux de mes collaborateurs sur :

www.alaindelabos.com : site de conseils pour l'alimentation au quotidien ;

www.la-chrono-nutrition.fr : site de conseils médicalisés pour la gestion des cas particuliers et des troubles métaboliques.

Les compléments alimentaires souhaitables des Monastique

Il faudra avant tout rééquilibrer un corps gavé de protéines végétales au détriment de l'apport souhaitable en protéines animales. Ceci n'est pas toujours facile sur le plan alimentaire car les Monastique sont habitués à une nourriture anormalement riche en sucres lents et rapides, sont très vite rassasiés, voire même dégoutés devant leur part normale de viande.

On résoudra le problème en ajoutant à tous les repas un complément alimentaire riche en tryptophane, protéine de base de l'organisme capable de remplacer tous les manques et acceptée par tous les individus, pour la simple raison qu'elle est le premier aliment absorbé par notre organisme dans les vingt-quatre premiers mois de notre vie.

Pour compenser rapidement les carences en protéines il sera donc très utile de compléter votre alimentation avec :

- **Au petit déjeuner :**
  - 1 gélule d'extrait de griffonia ;
  - des protéines sous forme de gélules ou de sachets hyper protéinés au goût salé.
- **Au déjeuner :**
  - 1 gélule d'extrait de griffonia ;
  - des protéines sous forme de gélules ou de sachets hyper protéinés au goût salé ou sucré.
- **Au goûter :**
  - 1 gélule d'extrait de griffonia ;
  - des protéines sous forme de gélules ou de sachets hyper protéinés sucrés ou au goût sucré.
- **Au dîner :**
  - 1 gélule d'extrait de griffonia.

De même, pour compenser rapidement les carences en corps gras qui les accompagnent il sera très utile de compléter l'alimentation avec :

- **Au déjeuner :**
  – des acides gras complexes à prédominance oméga 3 et oméga 6, en gélules et/ou liquides.
- **Au goûter :**
  – des acides gras complexes à prédominance oméga 3, en gélules et/ou liquides.
- **Au dîner :**
  – des acides gras complexes à prédominance oméga 3, en gélules et/ou liquides.

La cosmétologie des Monastique

SOINS DU VISAGE

Le visage des Monastique paraît souvent fatigué et vieillit mal car insuffisamment alimenté en protéines et en corps gras.

Pour la peau fatiguée des Monastique :

- **Le nettoyage et démaquillage** d'une peau fatiguée doit se porter essentiellement sur une action stimulante et préparer celle-ci à des soins réparateurs. Un lait démaquillant suivi d'une lotion tonique seront les plus indiqués, par exemple une lotion tonifiante composée d'huiles essentielles de lavande et de petit grain associées à des eaux essentielles d'orange et tilleul ;
- **une crème de jour** va réveiller l'éclat de la peau ;
- **un baume de nuit** réparateur comportant des huiles essentielles ainsi que des huiles végétales d'avocat et de noisette qui va adoucir, protéger et illuminer le teint.

Des soins complémentaires essentiels sont à préconiser, sous forme **de cures de sérum liftant ou lissant,** au choix, **plusieurs fois par an,** en complément des crèmes habituelles. Un soin spécifique pour le contour des yeux, zone qui trahit parfois de façon très marquée les carences en protéines animales dans l'alimentation.

Dans le cas des peaux fatiguées il faudra réduire la fréquence des gommages à **une fois tous les quinze jours** pour laisser à la peau le temps de se régénérer à l'aide de crèmes « coup d'éclat » appliquées matin et soir. On les complétera par un masque nettoyant à l'argile et aux herbes.

Natacha Letendre enseigne pour cela à ses clientes de l'institut de beauté comment pratiquer l'automodelage de leur visage, afin de stimuler les fonctions réparatrices de leurs tissus superficiels et sous cutanés en favorisant l'oxygénation cellulaire, les pressions provoquant une stimulation de l'afflux sanguin, donc un meilleur apport des micronutriments cellulaires.

C'est un moment idéal pour lutter contre la formation des rides et ridules liées au relâchement des tissus, grâce aux crèmes lissantes comportant différentes huiles essentielles suivant votre type de peau. Grâce aux pressions, les principes actifs qu'elles contiennent seront mieux véhiculés vers toutes les cellules.

Si votre peau est grasse consultez le chapitre des Don Camillo.

L'automodelage du visage est très bénéfique car il relance les échanges cutanés mis en sommeil et stimule les tissus sous-cutanés profonds qui ont tendance à se relâcher. Les mouvements devront bien entendu être doux, plutôt des effleurages, afin de ne pas déplacer trop brutalement les tissus. Le modelage favorise l'oxygénation cellulaire par le fait qu'il provoque une légère hyperhémie ou afflux sanguin. C'est donc un moment idéal pour utiliser des huiles végétales revitalisantes à base de concrètes d'iris par exemple. Les principes actifs qu'elles contiennent seront ainsi bien mieux véhiculés vers toutes les cellules, qui sauront les mettre à profit. L'huile d'argan, l'huile de framboise, ou encore l'huile de rose musquée du Chili ont d'exceptionnelles vertus revitalisantes.

Par ailleurs, l'exposition solaire abusive est à proscrire car dans ces peaux fragilisées les mélanocytes responsables de la pigmentation cutanée se désorganisent, et les ultraviolets peuvent être à l'origine de l'apparition de tâches brunes inesthétiques. L'usage de produits solaires est impératif pour prévenir le vieillissement cutané.

Pour les Monastique il faudra insister sur des soins raffermissants, le visage manquant du soutien des muscles, affaiblis par le manque d'apports suffisants en protéines animales.

Pour ces peaux fatiguées qui manquent de tonicité et de fermeté on conseillera l'utilisation d'un masque pratiqué en institut qui va posséder 3 actions : lisser, redensifier et régénérer. Riche en actifs anti-âge, il intervient sur l'ensemble de la structure cutanée, s'intègre au soin et permet d'optimiser l'ensemble des produits anti-âge de la gamme visage grâce aux extraits de plantes et huiles essentielles actives.

SOINS DU CORPS

Les modelages seront :

- **Détoxifiant :** des pompages drainants pour cibler, traquer les rondeurs et désengorger les tissus. Une huile à base d'huiles essentielles de basilic et de pamplemousse pour aider à drainer et éliminer les toxines, l'accumulation d'eau et de graisses. Une action ciblée sur les zones les plus engorgées.
- **Tonifiant :** des tapotements tonifiants et revitalisants pour aider à lisser et à raffermir la peau. Une huile à base de rose et de *lemongrass* pour aider à tonifier et à restaurer la fermeté des tissus. Une action ciblée sur les zones les plus charnues.

Les soins de physiothérapie des Monastique

Les Monastique manquent de muscles, et souvent en même temps de l'énergie pour faire du sport et se remuscler. Deux appareils leur permettront de remobiliser leur corps et de perdre du gras sans trop d'efforts :

- **Soin minceur anti-capitons par ondes vibratoires**

Les ultrasons émis vont renforcer l'action des soins amincissants classiques en disloquant le réseau fibreux qui emprisonne les tissus dans les cas de cellulite et en fluidifiant les graisses. Le résultat : une peau plus lisse avec perte de centimètres. Cet appareil associé à un appareil de drainage esthétique est très efficace dans les soins contre la cellulite résistante.

- **Appareil d'alphalipologie**

L'alphalipologie est une méthode d'amincissement permettant à la fois de mincir et de se remuscler en combinant deux méthodes : l'électrostimulation et les infrarouges.

La personne s'allonge sur un matelas confortable sur le ventre ou le dos suivant la zone à traiter. Le corps est alors balayé par des lampes à infrarouges qui vont permettre une augmentation de la température de la peau. Cela va provoquer une fluidification des cellules graisseuses. En même temps on applique des électrodes sur la ou les zones à traiter pour remuscler, afin que les muscles utilisent cette graisse disponible et la remplacent par du muscle. La silhouette va être remodelée.

Les Tronc d'arbre

Comme on l'a vu précédemment, les Tronc d'arbre ont une silhouette massive et pas assez dessinée. Ils n'ont plus de taille et des membres assez gros. Mais attention ! Tout comme il y a de nombreuses espèces d'arbres dans une forêt, il y a plusieurs genres de Tronc d'arbre. Ainsi, les Tronc d'arbre vont de la personne bien en chair à celle atteinte d'obésité grave.

Les personnes de ce morphotype, hommes ou femmes, viennent me consulter avant tout pour perdre du poids.

Malgré des traitements parfois importants, leur médecin traitant s'inquiète de constater la persistance d'excès tensionnels ou biologiques, ou des deux.

La prise de poids, parfois spectaculaire, qui apparaît en même temps qu'un excès de volume, est souvent plus préoccupante.

■ *Vos mesures*

En calculant la différence entre vos valeurs actuelles et vos valeurs souhaitables, vous avez obtenu :

- un tour de poitrine actuel supérieur à votre tour de poitrine souhaitable : **vous avez trop de poitrine.**
- un tour de taille actuel supérieur à votre tour de taille souhaitable : **vous avez une taille trop épaisse.**
- un tour de hanches actuel supérieur à votre tour de hanches souhaitable : **vous avez des hanches trop larges.**

■ *Vos erreurs alimentaires*

Vous mangez :	– mal au petit déjeuner et souvent pas du tout – trop au déjeuner (entrée + plat + fromage + dessert) – pas assez au goûter – trop au dîner (entrée + plat + fromage + dessert)

Vous n'êtes pas des grignoteurs mais de gros mangeurs. Vous ignorez superbement le plat unique. Et si, à la choucroute du soir, vous ajoutez le kouglof, c'est la catastrophe.

Votre principal problème est d'avoir progressivement modifié à la hausse votre réflexe de satiété en raison de deux erreurs nutritionnelles :

– l'association exagérée de sucre et de gras qui diminue le temps séparant la réapparition de l'appétit. Celles et ceux qui ont lu ***Mincir sur mesure*** se souviennent du stockage naturel des animaux hibernants, basé sur ce principe même ;

– manger beaucoup trop, et trop richement le soir. Une pratique qui fait disparaître l'appétit du matin et pousse à manger déséquilibré au petit déjeuner, aggravant ainsi votre tendance à manger trop le midi et surtout trop le soir.

En conséquence, vous ne mangez que peu ou pas le matin, vos très gros repas du midi et surtout du soir vous coupant complètement l'appétit au réveil et pendant les 3 ou 4 heures qui suivent.

■ *Les risques*

L'excès de féculents et de sucres vous a conduit à une prise de poids qui maltraite vos articulations.

Votre équilibre biologique a quelque mal à se maintenir. Les quantités ingérées étant importantes, on peut non seulement craindre une dilatation de l'estomac mais aussi une augmentation dangereuse de tous les paramètres (glucose, cholestérol, acide urique, triglycérides, etc.).

Que corriger ?

LE POIDS

C'est souvent cet excès spectaculaire de kilos qui vous fait prendre votre nutrition en main. Et vous avez raison.

LES VOLUMES

Il va de soi qu'ils diminueront et que vous retrouverez une silhouette agréable dès que le poids fondra, sachant que dans votre cas, à l'inverse des Chéops et des Monastique, vous perdrez beaucoup plus vite du poids que du volume.

Comment rééquilibrer ?

Votre première règle sera de ne plus manger le soir autant que le midi. Gardez en mémoire que **le repas du soir doit être léger.**

En revanche, il faudra maîtriser votre féroce appétit avec un petit déjeuner somptueux.

Au repas de midi, vous aurez la permission d'augmenter votre proportion de viande. Pourquoi ? Pour satisfaire votre estomac en lui donnant la quantité nutritionnelle à laquelle il est habitué, mais sous un volume plus faible et en améliorant la qualité des aliments.

Comment corriger vos erreurs	
En mangeant :	– correctement le matin
	– un seul plat aux repas du midi et du soir
	– en supprimant le pain, sauf au petit déjeuner
	– moins de féculents
	– une plus grosse quantité de viande le midi
	– beaucoup de poisson ou fruits de mer le soir

Pour calmer la sensation de faim, il faudra augmenter le gras le matin (fromage), les protéines animales à midi (viande), les gras végétaux au goûter (chocolat et graines) et les protéines légères le soir (poisson ou fruits de mer).

LE PETIT DÉJEUNER TRONC D'ARBRE

Le petit déjeuner devra donc être particulièrement nourrissant et le plus dense possible. Ceci pour vous réhabituer à équilibrer correctement votre schéma alimentaire quotidien.

- **Le fromage**

Tous les fromages seront bons : pâtes cuites, pâtes molles, odorants, moelleux, faits à cœur. Mais, en fonction de vos goûts, préférez les fromages « puissants » : le munster, le maroilles, le reblochon, etc.

Ne dépassez pas la quantité de fromage que je vous ai conseillée en fonction de votre taille et de votre activité (voir p. 19) :

Pour un Tronc d'arbre d'1,70 m : 100 g de fromage les jours de repos et 110 à 120 g les jours d'activité.

- **Le pain**

Vous avez également un large choix de pains, avec une préférence pour les pains bien nourrissants : seigle, campagne...

Les quantités sont à adapter en fonction de votre taille et de votre activité (voir p. 19) :

Pour un Tronc d'arbre d'1,70 m : 70 g de pain les jours de repos et 80 g les jours d'activité.

- **Le beurre**

Selon votre goût, choisissez entre le beurre doux et le beurre salé, celui-ci vous étant interdit si vous souffrez d'hypertension artérielle.

Comptez en moyenne : 20 g de beurre

N'hésitez pas, dans un premier temps, à compléter ce petit déjeuner par quelques aliments du petit déjeuner à l'allemande ou à l'anglaise (voir p. 20). Ajoutez à votre pain, beurre, fromage, des œufs, de la charcuterie ou de la viande froide.

LE DÉJEUNER TRONC D'ARBRE

Il faudra encore veiller à satisfaire le plus possible le réflexe de satiété : les plats seront donc volontairement lourds autant qu'appétissants. Surtout, respectez bien le principe du plat unique : régalez-vous avec des daubes, confits, choucroutes...

- **La viande**

Priorité aux viandes rouges, charcuteries, abats et plats en sauce qu'on mangera en premier pour bien se caler l'estomac.

La quantité de viande pourra être augmentée, ce qui donnera une impression de satiété et permettra de ne pas manger trop de féculents ensuite.

Adaptez les quantités en fonction de votre faim et de votre taille (voir p. 22), la moyenne étant :

Pour un Tronc d'arbre d'1,70 m : de 270 à 320 g de viande au déjeuner.

- **Les féculents**

Choisissez en priorité des féculents riches et solides comme les lentilles, pois cassés, pois chiches, flageolets, et bien gras comme les frites ou le gratin dauphinois par exemple.

Adaptez la quantité que vous devez manger en fonction de votre taille (voir p. 24), la moyenne étant de **4 cuillerées à soupe bien pleines** pour 1,70 m.

LE GOÛTER TRONC D'ARBRE

Il sera à votre goût mais son rôle coupe-faim est essentiel.

- **Les gras végétaux**

Prenez 30 g de chocolat en gras végétal afin que le goûter joue bien son rôle de coupe-faim jusqu'à l'heure du dîner. Vous pouvez aussi prendre des graines (noisettes, amandes, noix...) ou des olives, mais évitez l'avocat qui ne suffira pas à vous rassasier.

- **Les fruits et dérivés sucrés**

Obligez-vous à prendre des fruits au goûter pour leur apport en vitamines, mais n'augmentez pas la quantité prévue dans la journée type (4 cuillerées à soupe bien pleines) : votre pancréas, trop sollicité, vous jouerait des tours par une poussée exagérée d'insuline.

LE DÎNER TRONC D'ARBRE

- **Le poisson**

Il sera votre meilleur allié pour le repas du soir. Étant donné le poids que vous avez à perdre, il vaut mieux vous limiter aux produits de la mer et vous abstenir de manger de la viande, même blanche, contrairement à ce que je préconise pour les autres morphotypes.

Priorité aux poissons gras (voir p. 31), fumés, en sauce, ou aux fruits de mer... à volonté ! Mais pas de mayonnaise le soir, s'il vous plaît ! Celle-ci est redoutablement toxique quand on la mange avant le coucher et peut provoquer le lendemain matin de solides maux de tête.

- **Les légumes**

Pour accompagner le poisson n'oubliez pas de mangez des légumes verts, en choisissant aussi bien une tomate ou des carottes que des haricots verts ou une salade verte, en adaptant la quantité en fonction de votre taille (voir p. 29).

Enfin, n'oubliez pas que le programme quotidien proposé pour votre morphotype est destiné à rééquilibrer rapidement votre métabolisme et vos formes grâce à des apports alimentaires volontairement réduits ou augmentés. Une fois que vous aurez réussi à retrouver vos formes et votre poids souhaitables, vous devrez revenir à la journée type (voir p. 32).

Vous pourrez ainsi suivre le programme de croisière de la Chrono-nutrition qui vous permettra de conserver aussi longtemps que vous le suivrez, un poids convenable et des formes équilibrées.

Et pour vous aider à entrer sans crainte et sans souffrir dans votre programme, découvrez, dans les pages suivantes, **quatre recettes** pour une journée de repas savoureux, suivies de **conseils de mise en beauté** pour vous aider à gérer encore plus efficacement votre retour vers un poids et des volumes aussi parfaits que possible.

Tartines grillées à la tomme d'Abondance et au massalé

Pour 2 personnes

Préparation : 6 min
Cuisson : 3 min

INGRÉDIENTS

250 g de tomme d'Abondance
40 g de beurre
Quelques pincées de mélange massalé
140 g de pain blanc coupé en longueur

• Mettre les deux tartines à griller au four et pendant ce temps couper le fromage en lamelles.
• Beurrer les tartines dès la sortie du four et les recouvrir à parts égales avec les lamelles de tomme d'Abondance.
• Parsemer largement le massalé pour exalter la saveur fruitée du fromage.

Bon à savoir

La tomme d'Abondance est un fromage AOC fabriqué exclusivement avec le lait d'une vache savoyarde dont il porte le nom. Son goût fruité est très apprécié des enfants.
Le massalé est un mélange d'épices broyés originaire de la Réunion : piment, coriandre, graines de fenouil, cannelle, clous de girofle.
Les enfants préféreront peut-être au départ ces tartines natures, mais faites-leur goûter une portion parfumée au massalé, vous serez surpris de les voir adorer !

Les quantités sont calculées pour une personne mesurant 1,70 m, ayant un métier actif.

Jarret de veau en pot-au-feu

Pour 6 personnes

Préparation : 20 min
Cuisson : 1 h 30

INGRÉDIENTS

1 jarret de veau
6 poireaux
500 g de navets
500 g de carottes
1 botte d'oignons blancs
6 petites pommes de terre
1 clou de girofle
4 cubes de pot-au-feu
Bouquet garni (1 feuille de laurier, 3 brins de persil plat, 3 brindilles de thym)
Sel, poivre en grains

• Dans une cocotte, verser 50 cl d'eau, porter à ébullition puis y mettre à dissoudre les cubes de pot-au-feu. Quand ils sont bien fondus, verser 2,5 litres d'eau froide, ajouter le jarret, le clou de girofle, 10 grains de poivre et le bouquet garni.
• Porter à ébullition, couvrir et cuire 1 h à feu doux, en écumant de temps en temps.
• Pendant ce temps, éplucher les légumes, les laver et les couper en tronçons.
• Après 1 h de cuisson, ajouter les légumes et laisser cuire 20 min environ, rectifier l'assaisonnement.
• Découper le jarret.
• Servir la viande sur des assiettes chaudes entourée de légumes et accompagnée de moutarde, de cornichons ou de cerises au vinaigre
• Servir le bouillon dans des petits bols.

Les quantités sont calculées pour une personne mesurant 1,70 m, ayant un métier actif.

Poires au gingembre et aux noix

Pour 2 personnes

Préparation : 20 min
Cuisson : 10 à 15 min

INGRÉDIENTS

2 grosses poires
4 tranches de gingembre frais
1/2 cuil. à café de gingembre râpé
40 cerneaux de noix concassés
1 cuil. à café de jus de citron
2 cuil. à café de chocolat râpé
30 cl d'eau
1 gousse de vanille
3 cuil. à soupe de sucre

• Dans une casserole, verser l'eau, ajouter les tranches de gingembre, le sucre, la gousse de vanille ouverte dans le sens de la longueur et le jus de citron.
• Porter à ébullition et baisser le feu.
• Pendant ce temps, éplucher les poires, les couper en deux dans le sens de la longueur et ôter le cœur en gardant la queue.
• Poser les poires dans le sirop et maintenir le frémissement pendant environ 8 min suivant le degré de maturation des fruits. On saura qu'elles sont cuites quand une aiguille à tricoter pourra les percer sans résistance.
• Laisser refroidir dans le sirop.
• Disposer les poires dans 2 petites assiettes, napper de sirop et décorer avec le chocolat, les noix et quelques pincées de gingembre râpé.

Bon à savoir

Un thé de Chine sera particulièrement indiqué pour accompagner ce goûter subtil.
On prendra sans faute 30 g de chocolat noir, sous la forme la plus riche possible en cacao.

Les quantités sont calculées pour une personne mesurant 1,70 m, ayant un métier actif.

Lotte à la crème safranée

Pour 2 personnes

Préparation : 10 min
Cuisson : 10 min

INGRÉDIENTS

500 à 600 g de filets de lotte
2 belles tomates
2 grosses cuil. à soupe de crème fraîche
2 dosettes de safran en poudre
1 cuil. à soupe d'huile d'olive
Sel, poivre du moulin

• Éplucher les tomates, les couper en dés, les répartir sur 2 assiettes allant au micro-ondes, saler et poivrer.
• Dans une poêle antiadhésive, faire chauffer l'huile d'olive. Quand l'huile est bien chaude, mettre les filets de lotte à cuire à feu moyen. Saler, poivrer. Laisser cuire environ 5 min, puis les retourner et laisser cuire encore 3 min ou plus si les filets sont épais.
• Pendant que le poisson cuit, prendre une petite casserole, y faire chauffer la crème fraîche. Ajouter le safran, saler, poivrer et porter à ébullition. Dès l'ébullition, retirer du feu, couvrir et laisser infuser.
• Chauffer l'une après l'autre chaque assiette de tomates au micro-ondes à chaleur maximum pendant 50 s.
• Répartir les filets de lotte en parts égales sur chaque assiette et napper de crème safranée. Ser vir aussitôt.

Accompagnement
Des dés de courgettes.

Les quantités sont calculées pour une personne mesurant 1,70 m, ayant un métier actif.

Les conseils de complémentation alimentaire et de soins qui vont suivre sont certes fort utiles, mais ne sont bien entendu pas obligatoires *et ne peuvent contenir que des généralités, dans la mesure où les conseils précis devront tenir compte de tous vos paramètres personnels (hauteur, activité, rythme de vie, antécédents médicaux éventuels).*

Ils vous permettront d'ajouter un plus à votre démarche vers la beauté, que vous pourrez compléter également en sollicitant mes conseils et ceux de mes collaborateurs sur :

www.alaindelabos.com : site de conseils pour l'alimentation au quotidien ;

www.la-chrono-nutrition.fr : site de conseils médicalisés pour la gestion des cas particuliers et des troubles métaboliques.

Les compléments alimentaires souhaitables des Tronc d'arbre

Pour les Troncs d'arbre il ne s'agit pas à priori de compenser ou d'augmenter des apports insuffisants, mais au contraire d'éliminer les excès indésirables.

Et pourtant l'excès d'appétit des Tronc d'arbre est en grande partie induit par plusieurs carences qui sont des freins à l'amaigrissement et poussent les Troncs d'arbre à manger encore plus, leur instinct leur faisant rechercher le chaînon manquant dans leur alimentation :

– carence vitaminée liée à une alimentation trop peu variée, cette monotonie de la nutrition empêchant l'organisme de recevoir certaines vitamines et certains oligoéléments. Pour y remédier on pourra prendre tous les matins 2 gélules de multivitamines, dosées selon les normes recommandées par le PNNS (Programme National Nutrition et Santé) et complétées par des oligoéléments ;

– carence en calcium compensée par une supplémentation au petit déjeuner ;

– carence en fer compensée par une supplémentation au déjeuner ;

– carence en iode compensée par une supplémentation au dîner.

Sans oublier le risque de maladies cardiovasculaires lié à la fois au surpoids et à un déséquilibre important du métabolisme lipidique, qui sera compensé par :

– 1 gélule de complexe OPC (ongles, peau, cheveux) au petit déjeuner et au dîner ;

– 1 capsule de lécithine 1 200 mg au petit déjeuner ;

– des oméga 3 au dîner.

La cosmétologie des Tronc d'arbre

Comme les Don Camillo, les Tronc d'arbre ont le plus souvent la peau grasse.

Le capiton sous-cutané des Tronc d'arbre gênant la respiration de la peau, celle-ci a tendance à s'épaissir et à se congestionner, leur visage présentant des pores dilatés sur la ligne médiane et un teint asphyxié d'aspect luisant.

Un soin du visage matifiant et purifiant particulièrement performant en institut une fois par mois leur est conseillé.

Il s'agira d'un soin purifiant nécessitant l'utilisation de produits ciblés très concentrés. Celui-ci va absorber l'excès de sébum afin de débarrasser l'épiderme de toutes ses impuretés, redonner au visage un épiderme visiblement plus lumineux et débarrassé de son aspect luisant. Il évitera l'obstruction des pores, génératrice d'hyperkératose, et assurera une asepsie de la peau en limitant la prolifération de la flore microbienne. Il va rééquilibrer, purifier et affiner le grain de peau.

SOINS DU VISAGE

Si leur peau est grasse :

- **Pour nettoyer leur visage** il faudra appliquer un lait ou un gel démaquillant moussant qui va nettoyer efficacement les peaux mixtes et grasses tout en enlevant toutes les traces de poussières et de pollution qui obstruent les pores de la peau et qui peuvent provoquer des comédons ou boutons ;
- **Une crème de jour** ou un fluide matifiant afin de rétablir la qualité du sébum et éviter l'hyper séborrhée et l'hyper

kératinisation. Ses actifs vont limiter la prolifération des micro-organismes responsables des imperfections, y compris ceux résistants. Elle va rétablir l'hydratation et garantir une peau nette et purifiée ;
- Pratiquer une fois par semaine **un gommage** qui va permettre de nettoyer et purifier les peaux grasses à problèmes, éliminer les cellules mortes et les impuretés et favoriser le renouvellement cellulaire. Suivi d'un masque à l'argile et à l'huile essentielle d'ylang-ylang qui va permettre de purifier en profondeur la peau ;
- **Un baume de nuit** purifiant mais également hydratant va permettre de réparer les lésions dues aux petits boutons.

SOINS DU CORPS

- **Redécouvrir les vertus des effleurages**

Matin et soir, pendant un mois au moins, appliquer une crème amincissante. Ne pas en attendre de miracle, mais une amélioration notable de l'aspect de la peau. Ses extraits de menthe chilienne et à la caféine aident la Chrono-nutrition à diminuer l'aspect inesthétique des capitons, à atténuer les rondeurs rebelles et à affiner la silhouette.

Le bon geste : avant d'appliquer la crème on exfoliera l'épiderme en effectuant un gommage ou une friction, avec un gant de crin ou un loofa, pour favorise ainsi la pénétration des actifs.

Puis on fera un palper-rouler en prenant la peau entre le pouce et l'index, pour « décoller » la cellulite et la faire rouler sous les doigts en remontant des genoux vers les hanches, jusqu'à l'obtention d'une peau rosée.

On appliquera alors la crème en massant, par grands mouvements circulaires, des chevilles vers la taille.

Les soins de physiothérapie des Tronc d'arbre

- **Appareil d'alphalipologie**

L'alphalipologie est une méthode d'amincissement permettant à la fois de mincir et de se remuscler en combinant deux méthodes : l'électrostimulation et les infrarouges.

La personne s'allonge sur un matelas confortable sur le ventre ou le dos suivant la zone à traiter. Le corps est alors balayé par des lampes à infrarouges qui vont permettre une augmentation de la température de la peau. Cela va provoquer une fluidification des cellules graisseuses. En même temps on applique des électrodes sur la ou les zones à traiter pour remuscler, afin que les muscles utilisent cette graisse disponible et la remplacent par du muscle. La silhouette va être remodelée.

- **Soin minceur anti-capitons par ondes vibratoires**

Les ultrasons émis vont renforcer l'action des soins amincissants classiques en disloquant le réseau fibreux qui emprisonne les tissus dans les cas de cellulite et en fluidifiant les graisses. Le résultat : une peau plus lisse avec perte de centimètres. Cet appareil associé à un appareil de drainage esthétique est très efficace dans les soins contre la cellulite résistante.

Les Ascétique

Les Ascétique affichent une silhouette que l'on peut qualifier de « silhouette haricot vert ».

Ils sont devenus maigres soit, le plus souvent, en ayant réduit leur alimentation par peur de grossir ou par manque d'appétit chronique, soit, plus rarement, par excès de dépense d'énergie.

Dans le premier cas, quand ils ont faim, leur appétit est très vite calmé. Tout simplement, d'une part, parce que nos organes, cherchant à garder un équilibre, savent s'adapter aux situations les plus diverses.

Dans le deuxième cas, rien ne semble pouvoir calmer leur appétit.

Si vous êtes dans le premier cas, la réduction trop sévère du volume des repas a entraîné un rétrécissement progressif de votre estomac. Il vous faudra donc réapprendre à manger suffisamment.

Mais brutaliser l'estomac par des quantités exagérées ne servirait qu'à le bloquer, parfois douloureusement, et ce ne serait pas la bonne manière de vous réadapter à une alimentation normale.

■ *Vos mesures*

En calculant la différence entre vos valeurs actuelles et vos valeurs souhaitables, vous avez obtenu :

- un tour de poitrine actuel inférieur à votre tour de poitrine souhaitable : **vous n'avez pas assez de poitrine.**
- un tour de taille actuel inférieur à votre tour de taille souhaitable : **vous avez une taille trop fine.**
- un tour de hanches actuel inférieur à votre tour de hanches souhaitable : **vous n'avez pas assez de hanches.**

■ *Vos erreurs alimentaires*

Vous mangez : – trop peu de tout – et surtout trop peu de viande.

Vous allez donc commencer votre réadaptation en insistant sur la qualité des aliments et non sur leur quantité, ce qui vous permettra d'étoffer votre silhouette et de reprendre des centimètres de poitrine et de hanches sans épaissir la taille.

■ *Les risques*

Si votre ascétisme va jusqu'à la maigreur, il est temps de réagir. Votre santé physique et votre équilibre psychologique sont tous deux dangereusement menacés. En ne mangeant pas suffisamment de corps gras, vous obligez votre organisme à puiser dans ses réserves et notamment dans les gaines de myéline qui protègent les neurones, risquant ainsi de provoquer un syndrome dépressif.

Quand on a une alimentation insuffisante, les réserves d'énergie sont pratiquement inexistantes en cas d'agression de l'organisme. Et il vaut mieux ne pas imposer trop d'efforts à son corps.

De plus, on remarque souvent que le visage est prématurément vieilli, à cause de la perte du tissu musculaire, chargé normalement de modeler le visage.

■ *Que corriger ?*

LA SILHOUETTE DANS SA TOTALITÉ

Le poids, les volumes, les seins ou les pectoraux, les hanches et les fesses.

■ *Comment rééquilibrer ?*

Il vous faudra privilégier les protéines et les lipides, qui seront les meilleurs artisans de la reconstruction de votre corps.

Il faudra surtout une réalimentation normale progressive. N'agressez pas votre estomac, qui n'a pas encore la capacité d'ingérer un repas normal, par de trop grosses portions, mais veillez tout de même à bien manger.

Dans le cas de cachexie (amaigrissement extrême lié notamment à l'anorexie mentale), l'idéal sera un grignotage aussi organisé que volontaire.

Comment corriger vos erreurs

En mangeant :
- plus d'aliments nourrissants
- plus au petit déjeuner
- plus au goûter
- moins de légumes au dîner

LE PETIT DÉJEUNER ASCÉTIQUE

Le petit déjeuner doit être abondant, mais vous n'avez, en général, pas faim au réveil. Dans ce cas, attendez 1 heure, vaquez à vos premières occupations de la journée et l'appétit viendra sûrement. Vous pouvez aussi boire 1 verre de jus d'orange frais au lever, qui s'ajoutera à votre heure d'activité pour aider à vous ouvrir l'appétit.

L'idéal est que vous alterniez le typique petit déjeuner fromage + pain + beurre avec un petit déjeuner à base d'œufs (2 œufs à la coque ou des œufs et de la charcuterie, du bacon, etc.).

- **Le fromage**

Commencez par le fromage. Le plus possible de fromage, quitte à l'accompagner de très peu de pain et d'un verre d'eau ou d'une petite tasse de café, thé ou infusion.

Ainsi, si la moyenne est de **70 g de fromage les jours de repos et 100 g les jours d'activité** pour une personne d'1,70 m, mangez-en autant que vous le pourrez.

- **Le pain**

Mieux vaut ne pas trop en manger et caler son appétit avec peu de pain : **50 g environ.**

- **Le beurre**

Vous avez intérêt à augmenter votre taux lipidique. Vous pourrez donc prendre **20 g de beurre le matin,** même les jours de repos. Choisissez entre le beurre salé et le beurre doux, sauf si vous êtes sujet à l'hypertension artérielle, auquel cas le beurre salé est interdit.

- **Les potages**

Les potages vous seront, comme aux autres, interdits le soir, mais également déconseillés le matin. En effet, ils ne sont pas un moyen de compenser votre déficit en protéines.

Ils procurent trop vite une sensation de satiété, et empêchent de retrouver les bonnes proportions de fromage, de pain et de beurre du matin.

Bien boire

Contrairement aux autres morphotypes, vous prendrez systématiquement 1 grand verre de jus d'orange naturel 1 heure avant le repas du midi, ce qui vous apportera des calories complémentaires et vous aidera à reconstituer vos réserves. De plus, cela permettra de vous ouvrir l'appétit et de mieux manger au déjeuner.

LE DÉJEUNER ASCÉTIQUE

- **La viande**

Mangez toujours la viande en premier, afin de caler votre appétit. Préférez la viande rouge, mais évitez de la manger rôtie ou grillée, car sous cette forme elle sature très vite l'estomac par son extrême densité. Mieux vaut donc la manger braisée. Vous pouvez aussi vous régaler avec de la volaille et des plats en sauce.

En général, les Ascétique ont du mal à digérer les charcuteries, que l'on consommera donc plutôt au petit déjeuner.

Et puis, prenez le temps de vous réhabituer petit à petit à manger de la viande. Les choucroutes, daubes et autres confits seront pour plus tard...

- **Les féculents**

Soyez prudent sur la quantité de féculents. Mangez-les après la viande, pour éviter de laisser une partie de celle-ci dans votre assiette. Prenez-en une part normale, c'est-à-dire environ **4 cuillerées à soupe bien pleines,** quantité à adapter en fonction de votre taille (voir p. 24).

Je vous conseille des purées, des frites ou mieux encore du riz, facilement assimilable et hautement nourrissant même à faible dose.

LE GOÛTER ASCÉTIQUE

Ne goûtez pas trop tard car il est primordial que vous ayez faim au moment du dîner pour pouvoir faire un bon repas du soir.

- **Les gras végétaux**

Le chocolat noir bien sûr, à raison de 30 g par jour ! Mais aussi, pour changer, des fruits denses comme les marrons grillés (2 cuillerées à soupe bien pleines).

- **Les fruits et dérivés sucrés**

Piochez sans complexe dans la corbeille de fruits. Dans votre cas, ils sont à volonté !

On pourra même s'autoriser 1 ou 2 bananes séchées. Ce fruit libère rapidement beaucoup d'énergie sous le plus faible volume. Les sportifs en font une consommation avisée. Comme les marrons grillés, les bananes séchées vous apporteront à la fois des protéines végétales, des lipides (gras) végétaux et des sucres semi-rapides. Une vraie mine d'énergie pour ceux qui ont besoin de reprendre un peu de poids et de volume.

LE DÎNER ASCÉTIQUE

Il est important que vous dîniez bien, à votre faim et même plus.

- **Le poisson**

Préférez les poissons gras comme le saumon, la morue ou la lotte (voir p. 31), qui sont évidemment les plus nourrissants. Ne vous restreignez surtout pas et profitez-en **à volonté.**

- **La viande blanche**

Votre part de viande blanche ou de volaille sera **à volonté** comme le poisson ou les fruits de mer.

Les protéines de ces aliments seront stockées, sans risquer de gêner votre sommeil, comme le feraient des viandes rouges, des charcuteries ou des abats.

- **Les légumes**

Inutile de vous surcharger en légumes, ceux-ci n'étant pas un élément utile pour retrouver une silhouette harmonieuse. Et si vous voulez éviter la culotte de cheval, respectez bien la quantité conseillée en fonction de votre taille (voir p. 29). Musclez plutôt vos fesses avec des protéines animales.

À vos fourchettes et couteaux les Ascétique ! Le remodelage de votre corps n'attend que votre appétit convenablement stimulé et correctement calmé.

Enfin, n'oubliez pas que le programme quotidien proposé pour votre morphotype est destiné à rééquilibrer rapidement votre métabolisme et vos formes grâce à des apports alimentaires volontairement réduits ou augmentés. Une fois que vous aurez réussi à retrouver vos formes et votre poids souhaitables, vous devrez revenir à la journée type (voir p. 32).

Vous pourrez ainsi suivre le programme de croisière de la Chrono-nutrition qui vous permettra de conserver, aussi longtemps que vous le suivrez, un poids convenable et des formes équilibrées.

Et pour vous aider à entrer sans crainte et sans souffrir dans votre programme, découvrez, dans les pages suivantes, **quatre recettes** pour une journée de repas savoureux, suivies **de conseils de mise en beauté** pour vous aider à gérer encore plus efficacement votre retour vers un poids et des volumes aussi parfaits que possible.

Tartines de roquefort aux noix

Pour 2 personnes

Préparation : 10 min

INGRÉDIENTS

160 g de roquefort
25 g de cerneaux de noix
140 g de pain de campagne
40 g de beurre

- Couper le roquefort et le beurre en petits morceaux.
- Les passer au mixeur avant d'ajouter les noix hachées grossièrement.
- Tartiner sur des tranches de pain de campagne légèrement grillées.

Bon à savoir

Le roquefort étant un fromage au goût fort, il vaudra mieux éviter de boire pour l'accompagner des tisanes ou de l'eau plate. Un café africain ou un thé fumé seront par contre les bienvenus.

Les quantités sont calculées pour une personne mesurant 1,70 m, ayant un métier actif.

Mixed gril citron

Pour 2 personnes

Préparation : 10 min
Cuisson : 20 min

INGRÉDIENTS

2 merguez (soit 80 g par pers.)
2 rognons d'agneau (soit 80 g par pers.)
2 tranches de rouelle de gigot d'agneau (soit 90 g par pers.)
1 citron (zeste)
Herbes de Provence
Sel, poivre du moulin

• Dans une grande poêle antiadhésive bien chaude faire cuire les merguez.
• Lorsqu'elles sont cuites les mettre à part sur une assiette, débarrasser la poêle de sa graisse avec un papier absorbant.
• Y déposer les tranches d'agneau parsemées largement d'herbes de Provence, saisir des 2 côtés à feu vif, ajouter les rognons coupés en deux et débarrassés de leurs nerfs, parsemer avec le zeste de citron haché, saler, poivrer et cuire pendant environ 10 min.
• Dès que le tout est rosé, remettre les merguez dans la poêle 1 min.
• Servir sur des assiettes chaudes.

Accompagnement
Servir avec des pommes de terres sautées ou des flageolets.

Bon à savoir
Un plat trop gras pour les gens souffrant d'hypercholestérolémie.

Les quantités sont calculées pour une personne mesurant 1,70 m, ayant un métier actif.

Pâte de dattes et d'amandes en cubes

Pour 1 personne

Préparation : 10 min

INGRÉDIENTS

60 g de pâte de dattes
60 g de pâte d'amandes

- Découper en fines tranches la pâte de datte et la pâte d'amande et les superposer en 4 couches. Découper ensuite ces dernières en cubes dans lesquels on plantera 1 bâtonnet.

Accompagnement

Avec 1 grand verre de jus de fruits, c'est délicieux.

Bon à savoir

Ce délicieux goûter est hélas formellement interdit aux diabétiques.

Les quantités sont calculées pour une personne mesurant 1,70 m, ayant un métier actif.

Cuisses de lapin au vinaigre de miel

Pour 2 personnes

Préparation : 5 min
Cuisson : 55 min

INGRÉDIENTS

2 cuisses de lapin
2 échalotes hachées
4 cuil. à soupe de vinaigre de miel
2 cuil. à soupe d'huile d'olive
1 branche de thym
1/2 feuille de laurier
Sel, poivre du moulin

- Dans une cocotte, faire chauffer l'huile et y faire dorer les cuisses de lapin sur toutes les faces, à feu vif.
- Quand elles sont bien dorées, baisser le feu, ajouter les échalotes et dès qu'elles sont translucides, verser le vinaigre.
- Laisser réduire, saler, poivrer, déposer le thym et le laurier, ajouter 1/2 verre d'eau.
- Couvrir, laisser cuire pendant 45 min à feu moyen.
- Surveiller l'évaporation et rajouter un peu d'eau s'il le faut.
- Servir sur des assiettes chaudes.

Accompagnement
2 endives braisées de taille moyenne par personne.

Bon à savoir
On pourra manger ce lapin à midi en ajoutant 1 cuisse par personne. On l'accompagnera de 4 cuillerées à soupe bien pleines de frites par personne.

Les quantités sont calculées pour une personne mesurant 1,70 m, ayant un métier actif.

Les conseils de complémentation alimentaire et de soins qui vont suivre sont certes fort utiles, mais ne sont bien entendu pas obligatoires *et ne peuvent contenir que des généralités, dans la mesure où les conseils précis devront tenir compte de tous vos paramètres personnels (hauteur, activité, rythme de vie, antécédents médicaux éventuels).*

Ils vous permettront d'ajouter un plus à votre démarche vers la beauté, que vous pourrez compléter également en sollicitant mes conseils et ceux de mes collaborateurs sur :

www.alaindelabos.com : site de conseils pour l'alimentation au quotidien ;

www.la-chrono-nutrition.fr : site de conseils médicalisés pour la gestion des cas particuliers et des troubles métaboliques.

Les compléments alimentaires souhaitables des Ascétique

Pour les Ascétique il va falloir de tout et à tous les repas, mais en quantités raisonnables pour ne pas tomber dans l'erreur dangereuse des surdosages ou donner la même supplémentation qu'aux Athlétique, en ajoutant simplement des vitamines :

- **Au petit déjeuner :**
  - 2 gélules de multivitamines ;
  - 1 sachet protéiné au goût salé ou chocolaté pour refaire du muscle ;
  - 1 gélule d'extrait de griffonia pour améliorer les neurotransmissions ;
  - 1 dose d'oméga 6 et 9 pour la fabrication des tissus élastiques.
- **Au déjeuner :**
  - 1 sachet protéiné au goût salé ;
  - 1 gélule d'extrait de griffonia ;
  - 1 dose d'oméga 3 et 6.
- **Au goûter :**
  - 1 sachet protéiné au goût sucré ou une barre protéinées ;
  - 1 gélule d'extrait de griffonia ;
  - 1 dose d'oméga 3 et 6.
- **Au dîner :**
  - 1 gélule d'extrait de griffonia ;
  - 1 dose d'oméga 3.

La cosmétologie des Ascétique

La peau des Ascétique pourra être sèche, et sera très souvent sensible parce que fragilisée en raison d'un manque évident de capiton sous-cutané.

SOINS DU VISAGE

Si la peau est sèche, on utilisera :

- **une crème démaquillante** qui va permettre de démaquiller et nettoyer les peaux les plus sèches grâce aux huiles essentielles (angélique et géranium), suivie d'une lotion tonifiante pour réveiller l'éclat de la peau ;
- **une crème de jour** qui va permettre d'apaiser. Elle va être anti-irritante, hydratante et réparatrice des zones fragiles et irritables. Elle va prévenir et calmer les manifestations des sécheresses associées à une irritation et protéger son « capital-eau » ·
- **un baume de nuit** très nourrissant à base d'huiles essentielles d'angélique et d'huile d'avocat pour un traitement nutritif intensif.

Si la peau est sensible, attention ! :

- Les peaux sensibles sont fragiles, elles ne supportent pas n'importe quels produits. Natacha Letendre utilise à l'institut des produits comportant une association d'huiles essentielles de rose, néroli et camomille, complétée par les effets apaisants de l'extrait de Kudzu, l'effet tonique de l'extrait de saule blanc et l'effet protecteur de l'huile de pépin de raisin enrichie au beurre de Karité.
- Pour **nettoyer la peau** sans la léser elle utilise une eau démaquillante très douce composée d'huiles essentielles de camomille et d'eaux essentielles de rose.

- **Pour la nuit,** elle conseille un baume plus riche comportant des huiles essentielles de rose, néroli et de camomille auxquelles s'ajoutent les huiles végétales d'amande et de cassis.

Le masque, réservé aux soins professionnels, car très concentré, va permettre :

– d'apaiser,
– décongestionner,
– adoucir,

les peaux les plus sensibles.

SOINS DU CORPS

- **Un modelage activateur de la circulation sanguine**

Les manœuvres de friction revigorantes et stimulantes pour activer la circulation sanguine et faire circuler les énergies. Une huile de massage à base de sarriette et de citron appliquée au moyen d'une gestuelle très vive qui stimule la microcirculation et favorise les échanges énergétiques de la peau. Une action ciblée sur les problèmes circulatoires.

- **Un modelage détoxifiant**

Des pompages drainants pour cibler, traquer les rondeurs et désengorger les tissus. Une huile à base d'huiles essentielles de basilic et de pamplemousse pour aider à drainer et éliminer les toxines, l'accumulation d'eau et de graisses. Une action ciblée sur les zones les plus engorgées.

- **Un modelage tonifiant**

Des tapotements tonifiants et revitalisants pour aider a lisser et à raffermir la peau. Une huile à base de rose et de *lemongrass* pour aider à tonifier et à restaurer la fermeté des tissus. Une action ciblée sur les zones les plus charnues.

- **Un enveloppement pour activer la circulation sanguine**

Cet enveloppement après des manœuvres de friction va stimuler la circulation sanguine, délasser et rafraîchir.

- **Un enveloppement tonifiant**
  La douceur et le confort de cet enveloppement gorgé d'actifs hydratants, raffermissants et anti-âge pour retrouver une peau lisse et tonifiée.

- **Un enveloppement détoxifiant**
  L'action bienfaisante d'un enveloppement pour affiner le corps en drainant les toxines, les accumulations d'eau et de graisses.

Les soins de physiothérapie des Ascétique

La meilleure chose qu'on puisse conseiller à un Ascétique sera de se limiter aux soins et à la cosmétologie et de bien supplémenter son alimentation pour maintenir un bon équilibre métabolique.

On peut être Ascétique et en excellente santé. Cependant, les réserves d'énergie de ce morphotype étant réduites au strict minimum, il faudra rester vigilant en cas de problème de santé car les mécanismes de défense ne pourront pas lutter très longtemps.

Les Cachectique

La silhouette des **Cachectique** est celle de tous les dangers, heureusement rare, mais encore trop fréquemment vue dans les défilés de mannequins malgré la prise de conscience salutaire des média, beaucoup moins conciliants depuis quelque temps envers ce déplorable dérapage alimentaire.

Anomalie nutritionnelle faisant courir d'énormes risques de santé à celles et ceux qui se complaisent dans cette pitoyable silhouette, devenus effroyablement maigres en ayant réduit leur alimentation le plus souvent par désir pervers de maigreur absolue, plus rarement par manque d'appétit chronique, quoique la seconde éventualité devienne trop souvent la conséquence de la première.

Sans oublier celles et ceux qui, pour des raisons de santé, en souffrent bien involontairement et pourront bénéficier de conseils adaptés à leur cas, cette catégorie de gens n'aboutissant pas à ce morphotype par manque d'appétit mais par exagération de leur catabolisme (destruction des cellules) et insuffisance d'anabolisme (reconstruction des cellules).

– **Dans le premier cas,** quand ils ont faim, ils donnent paradoxalement libre cours à leur appétit et vont même jusqu'à se remplir inconsidérément, ce qui leur permet par la suite de vomir et de se débarrasser ainsi de tout ou partie des aliments ingérés.

Conséquence : la réduction trop sévère du volume des repas et/ou le fait de les vomir a entraîné un rétrécissement progressif de l'estomac. Il leur faudra donc réapprendre à manger très progressivement, en utilisant le **Régime Starter.**

Car brutaliser l'estomac par des quantités exagérées ne servirait qu'à le bloquer, parfois douloureusement, et ce ne serait pas la bonne manière de réapprendre en douceur à ces personnes comment revenir à une alimentation normale.

Rien de plus simple que ce programme, destiné surtout aux sujets désireux de perdre rapidement leur surpoids, en général après une mise en garde de leur médecin, inquiet à juste titre pour leur santé.

Évidemment cette utilisation de la Chrono-nutrition dans un but inverse au but habituel peut vous paraître paradoxale, en fait il n'en est rien, le but du Starter étant destiné, comme tous les programmes de Chrono-nutrition, à revenir à un état d'équilibre satisfaisant de l'organisme... dont sont bien loin les Cachectique, notamment ramener de la maigreur à la minceur les Cachectique.

La réussite parfaite du *Régime Starter* s'explique tout simplement par l'utilisation indispensable dans celui-ci de protéines lactées et d'un complexe polyvitaminé*, permettant de diminuer notablement les quantités d'aliments sans risquer de carences, donc extrêmement utiles pour des personnes ayant réduit à l'extrême leur alimentation...

Le seul réel problème étant qu'il va falloir les convaincre de retrouver une silhouette normalement mince.

– **Dans le second cas,** rien ne semble pouvoir calmer l'appétit des Cachectique, qui eux, ne se font jamais vomir, mais semblent éliminer les aliments ingérés au lieu de stocker la partie non métabolisée.

La situation est totalement inverse, tout comme le programme employé pour les aider à reprendre du poids et du volume, qui devra être solidement pourvu des aliments les plus nourrissants possible, mais attention :

Pas n'importe quel aliment et pas à n'importe quel moment.

---

* Voir *Où trouver les compléments alimentaires*, p. 303.

▪ *Vos mesures*

En calculant la différence entre les valeurs actuelles et les valeurs souhaitables, on obtient :

- un tour de poitrine actuel réduit au minimum : **il n'y a plus de poitrine.**
- un tour de taille actuel réduit au minimum : **la taille est efflanquée et la peau du ventre a tendance à faire des plis.**
- un tour de hanches actuel laissant voir les os du bassin : **il n'y a plus de hanches ni de muscles fessiers.**

▪ *Vos erreurs alimentaires*

Les Cachectique mangent :	– trop peu de tout – surtout trop peu, voire même plus du tout de viande

Vous allez donc commencer votre réadaptation en insistant sur la qualité des aliments et non sur leur quantité, ce qui vous permettra d'étoffer votre silhouette et de reprendre des centimètres de poitrine et de hanches sans épaissir la taille.

▪ *Les risques*

Les Cachectique vont jusqu'à l'extrême maigreur, leur santé physique et leur équilibre psychologique parvenant à la limite du point de rupture de leur organisme, dangereusement menacé.

Celui-ci a en effet été obligé de puiser dans ses réserves et notamment dans les gaines de myéline qui protègent les neurones, risquant ainsi de provoquer un syndrome dépressif aggravant ce manifeste trouble du comportement alimentaire.

Quand on a une alimentation insuffisante, les réserves d'énergie sont pratiquement inexistantes en cas d'agression de l'organisme. Et il vaut mieux ne pas imposer trop d'efforts à son corps.

De plus, non seulement le visage, mais également tout le corps, sont prématurément vieillis, à cause de la perte du tissu musculaire, chargé normalement de modeler le visage et la silhouette.

■ *Que corriger ?*

La silhouette dans sa totalité : le poids, les volumes, les seins ou les pectoraux, les hanches et les fesses.

Premier cas de figure

■ *Comment rééquilibrer ?*

En suivant tout simplement le *Régime Starter* dont le programme quotidien est ci-dessous.

Le Régime starter spécial beauté

LE PETIT DÉJEUNER CACHECTIQUE – Premier cas de figure

...... g de **fromage** (= votre hauteur en cm au dessus du mètre)
...... g de **pain** (la moitié du poids de fromage)

...... cuillerée à café **d'huile d'olive** (1 cuillerée à café pour une hauteur de 1,50 m, + 1 cuillerée à café par tranche de 10 cm supplémentaires)

+ 2 comprimés de complexe polyvitaminé (voir p. 303)

LE DÉJEUNER CACHECTIQUE – Premier cas de figure

...... g de **viande** (= votre hauteur en cm, pesée crue)
...... cuillerée à soupe de **féculents** (1 cuillerée à soupe pour une hauteur de 1,50 m, + 1 cuillerée à soupe par tranche de 10 cm supplémentaires)

LE GOÛTER CACHECTIQUE – Premier cas de figure

1 barre de protéines ou 1 sachet de protéines (voir p. 303)

+ gras végétaux :
- 30 g de chocolat noir
- ou 1 cuillerée à soupe de graines (amandes, noisettes...)
- ou 1 cuillerée à soupe d'olives

+ fruits et dérivés :
- 1 fruit frais
- ou 15 cl de compote
- ou 12,5 cl de jus de fruit

LE DÎNER CACHECTIQUE – Premier cas de figure

.... g de **poisson gras ou maigre** (= votre hauteur en cm)

+ .... cuillerée à soupe de **légumes** cuits ou crus (1 cuillerée à café pour une hauteur de 1,50 m, + 1 cuillerée à soupe par tranche de 10 cm supplémentaires)

LES BOISSONS DES CACHECTIQUE – Premier cas de figure

- Au petit déjeuner : boissons à volonté, sans sucre ni édulcorant et sans lait

- au goûter : boissons à volonté, sans sucre ni édulcorant, et sans lait ou 1 jus de fruit

- midi et soir : 3 grands verres d'eau plate ou pétillante.

Second cas de figure

Comment rééquilibrer ?

La première règle sera de manger jusqu'à satiété le soir autant que le midi et il faudra bien garder en mémoire qu'on devra caler le mieux possible son appétit à tous les repas.

Le matin le petit déjeuner sera somptueux.

Le midi, on aura la permission d'augmenter la proportion de viande autant qu'on aura faim.

Comment corriger l'extrême maigreur

En mangeant :
– le matin
– un gros plat aux repas du midi et du soir
– la plus grosse quantité possible de viande le midi
– la plus grosse quantité possible de poisson ou de fruits de mer le soir

Pour calmer la sensation de faim, il faudra augmenter le gras le matin (fromage), les protéines animales à midi (viande), les gras végétaux au goûter (chocolat et graines) et les protéines légères le soir (poisson ou fruits de mer).

Et dans ce cas extrême il faudra ajouter, comme dans le régime starter, des vitamines le matin et des protéines lactées au goûter

LE PETIT DÉJEUNER CACHECTIQUE – Second cas de figure

Le petit déjeuner devra être particulièrement nourrissant et le plus dense possible.

- **Le fromage**

Tous les fromages seront bons : pâtes cuites, pâtes molles, odorants, moelleux, faits à cœur. Mais, en fonction des goûts, on préférera les fromages les plus nourrissants : brillat-savarin, double crème, caprice des Dieux, reblochon, etc.

Tous les jours autant de fromage qu'on aura faim, qu'on soit actif ou au repos.

- **Le pain**

De préférence des pains bien nourrissants : seigle, campagne...

Les quantités sont à adapter en fonction de votre taille et de votre activité (voir p. 19), mais contrairement au fromage la part de pain doit rester correctement calibrée, il s'agit de redevenir mince, pas de prendre du ventre :

Pour une personne d'1,70 m : 70 g de pain les jours de repos et 80 g les jours d'activité.

- **Le beurre**

Selon les goûts, beurre doux ou beurre salé. On comptera **en moyenne : 20 g de beurre.**

Les quantités étant variables en fonction de l'appétit on n'hésitera pas, dans un premier temps à compléter ce petit déjeuner par quelques aliments du petit déjeuner à l'allemande ou à l'anglaise (voir p. 20), en ajoutant au pain : beurre, fromage, œufs, charcuterie ou viande froide.

LE DÉJEUNER CACHECTIQUE – Second cas de figure

Il faudra encore veiller à caler le plus possible le réflexe de satiété : les plats seront donc volontairement lourds (au sens de denses) autant qu'appétissants et, surtout, on respectera bien le principe du plat unique : en se régalant de daubes, de confits, de choucroute...

- **La viande**

Priorité aux viandes rouges, charcuteries, abats et plats en sauce qu'on mangera en premier pour bien parvenir à la sensation de plénitude entraînée par la satisfaction de l'appétit.

La quantité de viande pourra être augmentée, ce qui donnera une impression de satiété et on veillera à ne manger les féculents qu'ensuite. On adaptera les quantités en fonction de la faim.

- **Les féculents**

On choisira en priorité des féculents riches et solides comme les lentilles, pois cassés, pois chiches, flageolets, et bien gras comme les frites, le gratin dauphinois, etc.

LE GOÛTER CACHECTIQUE – Second cas de figure

- **Les gras végétaux**

On prendra 30 g de chocolat afin que le goûter apporte une bonne quantité de gras végétaux. On pourra sinon le remplacer par des graines (noisettes, amandes, noix...) ou des olives, mais on évitera l'avocat, moins nourrissant.

- **Les fruits et dérivés sucrés**

Il sera bon de prendre des fruits au goûter pour leur apport en vitamines, mais on n'augmentera surtout pas la quantité prévue dans la journée type (4 grosses cuillerées à soupe) : le pancréas, trop sollicité, aggraverait le déséquilibre de l'organisme par une poussée exagérée d'insuline.

LE DÎNER CACHECTIQUE – Second cas de figure

- **Le poisson**

Il sera le meilleur allié du cerveau au repas du soir, mais manger de la viande blanche sera excellent pour la ligne contrairement à ce que je préconise pour les autres morphotypes.

Priorité aux poissons gras (voir p. 31), fumés, en sauce, ou aux fruits de mer… à volonté ! Mais pas de mayonnaise le soir, même si on a pour but de retrouver ses formes ! Celle-ci est redoutablement toxique quand on la mange avant le coucher et peut provoquer le lendemain matin de solides maux de tête.

- **Les légumes**

Pour accompagner le poisson ou la viande blanche on n'oubliera pas de mangez des légumes verts, en choisissant aussi bien une tomate ou des carottes que des haricots verts ou une salade verte.

Enfin, n'oubliez pas que le programme quotidien proposé pour ce morphotype est destiné à rééquilibrer rapidement le métabolisme et les formes grâce à des apports alimentaires volontairement réduits dans le premier cas, augmentés dans le second.

Une fois que dans un cas comme dans l'autre on aura réussi à retrouver des formes et un poids souhaitables, on devra revenir à la journée type (voir p. 32).

On pourra ainsi suivre le programme de croisière de la Chrononutrition qui permettra de conserver, aussi longtemps qu'on le suivra, un poids convenable et des formes équilibrées.

Et pour aider les Cachectique à entrer sans crainte et sans souffrir dans leur programme, on découvrira, dans **les pages suivantes, quatre recettes** pour une journée de repas savoureux, suivies **de conseils de mise en beauté** pour les aider à gérer encore plus efficacement le retour vers un poids et des volumes aussi parfaits que possible.

Petits chèvres chauds en robe de jambon

Pour 2 personnes

Préparation : 5 min
Cuisson : 5 min

Ingrédients

- **2 fromages de chèvre frais**
- **1 tranche de jambon cru**
- **4 brins de ciboulette**
- **4 feuilles de persil plat**
- **6 tours de moulin de maniguette**

• Parsemer les 2 fromages avec les herbes et mouliner 3 fois la maniguette sur chaque face.
• Couper deux bandes de jambon de la largeur des fromages pour envelopper ceux-ci.
• Mettre au four à 180 °C (th. 6) pendant 5 min.
• Servir bien chaud.

Bon à savoir

Choisissez votre fromage de préférence moelleux, ni trop sec, ni trop mou, l'idéal sera un chabichou.
Le jambon sera naturel ou fumé selon vos goûts.
La maniguette, ou poivre de Guinée, est aussi appelée « graine de paradis ».

Les quantités sont calculées pour une personne mesurant 1,70 m, ayant un métier actif.

Escalopes de dinde et fruits confits à la sauce moutarde

Pour 2 personnes

Préparation : 10 min
Cuisson : 16 min

INGRÉDIENTS

560 g d'escalope de dinde
1 pot de moutarde fine à l'estragon
2 grosses cuil. à soupe de crème fraîche
1 cuil. à soupe d'huile de pépins de raisin
1 mandarine
2 cerises
1 morceau d'écorce d'orange
1 morceau d'écorce de citron
4 dés d'angélique

- Dans une poêle faire chauffer l'huile.
- Pendant ce temps, tartiner copieusement les deux faces des escalopes avec la moutarde, puis les mettre dans la poêle, saler, poivrer et les faire saisir à feu vif.
- Dès que la viande est saisie, mettre à feu doux.
- Au bout de 5 min, retourner les escalopes et les faire cuire encore 10 min suivant l'épaisseur de la viande.
- En fin de cuisson, ajouter dans la poêle la crème, les fruits confits pour qu'ils chauffent 1 ou 2 min.
- Dès qu'ils sont chauds, déposer les fruits à parts égales dans deux assiettes chaudes avec les escalopes.
- Gratter la poêle à la spatule pour bien recueillir les sucs de la sauce puis verser celle-ci sur les escalopes et les fruits.

Accompagnement
On accompagnera ce plat avec du riz pilaf.

Bon à savoir
Ce plat pourra être consommé le soir en petites parts, avec une pomme en l'air cuite. En revanche, il est formellement interdit aux diabétiques insulino-dépendants et peu recommandé dans les diabètes de surcharge.

Les quantités sont calculées pour une personne mesurant 1,70 m, ayant un métier actif.

Palets au chocolat de Christelle

Pour 4 personnes

Préparation : 15 min
Cuisson : 5 à 8 min

INGRÉDIENTS

120 g de chocolat noir à 70 % de cacao
8 noix
12 noisettes

• Casser les noix et les noisettes, les décortiquer et les concasser.
• Dans une poêle antiadhésive, faire griller à sec les noisettes concassées en remuant pour éviter qu'elles ne brûlent, puis laisser refroidir.
• Casser le chocolat en petits morceaux, les faire fondre au bain-marie à feu très doux.
• Quand le chocolat est bien mou et les noisettes refroidies, les mélanger.
• Déposer des petits tas du mélange sur du papier sulfurisé, à l'aide d'une cuillère à café, et les aplatir pour les rendre le plus mince possible.
• Les parsemer de noix hachées et laisser refroidir dans un endroit frais.
• Les décoller du papier et les servir.

Accompagnement

Servez avec un ramequin de sorbet aux fraises ou de fraises au sucre.

Les quantités sont calculées pour une personne mesurant 1,70 m, ayant un métier actif.

Lapin à la moutarde et au porto en papillote

Pour 2 personnes

Préparation : 10 min
Cuisson : 1 h 30

INGRÉDIENTS

2 cuisses de lapin
2 cuil. à soupe de moutarde forte de Dijon
2 cuil. à soupe de moutarde à l'ancienne
3 cuil. à soupe de porto
2 cuil. à soupe de madère
2 feuilles de laurier
4 branches de thym
2 branches de romarin
4 feuilles de sauge
2 branches de persil
Sel, poivre du moulin

MATÉRIEL

2 rectangles de 40 cm de papier aluminium

- Préchauffer le four à 180 °C (th. 5-6).
- Sur chaque feuille de papier aluminium, saler, poivrer et poser 1 branche de thym, 1/2 feuille de laurier et 1 feuille de sauge.
- Tartiner largement les cuisses de lapin de moutarde forte d'un côté et de moutarde à l'ancienne de l'autre.
- Déposer les cuisses moutardées sur chaque feuille, saler, poivrer.
- Replier les feuilles d'aluminium en formant une cuvette, verser 1 cuil. à soupe et demie de porto et 1 cuil. à soupe de madère dans chaque papillote.
- Recouvrir avec le reste d'herbes et fermer hermétiquement les feuilles de papier aluminium en laissant un maximum d'air à l'intérieur.
- Mettre au four pendant 1 h 30, sortir et déposer dans les assiettes en perçant le papier aluminium pour bien faire sentir le parfum de Provence.

Accompagnement

2 cuillerées à soupe bien pleines de purée de céleri et 2 cuillerées à soupe bien pleines de purée de carottes.

Bon à savoir

Vous pouvez servir ce plat au déjeuner, à condition de doubler la quantité de lapin car ce n'est pas une viande très nourrissante et de l'accompagner de 4 cuillerées à soupe bien pleines de tagliatelles.

Les quantités sont calculées pour une personne mesurant 1,70 m, ayant un métier actif.

Les conseils de complémentation alimentaire et de soins qui vont suivre sont certes fort utiles, mais ne sont bien entendu pas obligatoires *et ne peuvent contenir que des généralités, dans la mesure où les conseils précis devront tenir compte de tous vos paramètres personnels (hauteur, activité, rythme de vie, antécédents médicaux éventuels).*

Ils vous permettront d'ajouter un plus à votre démarche vers la beauté, que vous pourrez compléter également en sollicitant mes conseils et ceux de mes collaborateurs sur :

www.alaindelabos.com : site de conseils pour l'alimentation au quotidien ;

www.la-chrono-nutrition.fr : site de conseils médicalisés pour la gestion des cas particuliers et des troubles métaboliques.

Les compléments alimentaires indispensables des Cachectique

Pour les Cachectique il va falloir, comme pour les Ascétique, de tout et à tous les repas, mais là, le plus difficile va être d'obtenir qu'ils consentent à bien prendre leur supplémentation alimentaire indispensable à leur survie.

- **Au petit déjeuner :**
  – 2 gélules de multivitamines ;
  – 1 sachet protéiné au goût salé ou chocolaté pour refaire du muscle ;
  – 1 gélule d'extrait de griffonia pour améliorer les neuro-transmissions ;
  – 1 dose d'oméga 6 et 9 pour la fabrication des tissus élastiques.
- **Au déjeuner :**
  – 1 sachet protéiné au goût salé ;
  – 1 gélule d'extrait de griffonia ;
  – 1 dose d'oméga 3 et 6.
- **Au goûter :**
  – 1 sachet protéiné au goût sucré ou une barre protéinées ;
  – 1 gélule d'extrait de griffonia ;
  – 1 dose d'oméga 3 et 6.
- **Au dîner :**
  – 1 gélule d'extrait de griffonia ;
  – 1 dose d'oméga 3.

La cosmétologie des Cachectique

La peau des Cachectique est sèche et très sensible parce que fragilisée en raison d'un manque évident de capiton sous-cutané. Il faudra donc la traiter avec beaucoup de précaution.

SOINS DU VISAGE

Si leur peau est sèche, on utilisera :

- **une crème démaquillante** qui va permettre de démaquiller et nettoyer les peaux les plus sèches grâce aux huiles essentielles (angélique et géranium), suivie d'une lotion tonifiante pour réveiller l'éclat de la peau ;
- **une crème de jour** qui va permettre d'apaiser. Elle va être anti-irritante, hydratante et réparatrice des zones fragiles et irritables. Elle va prévenir et calmer les manifestations des sécheresses associées à une irritation et protéger son « capital-eau » ;
- **un baume de nuit** très nourrissant à base d'huiles essentielles d'angélique et d'huile d'avocat pour un traitement nutritif intensif.

Une fois par semaine : un gommage et un masque nourrissant seront nécessaires pour éliminer les cellules mortes qui obstruent le passage des principes actifs hydratants et nourrissants de vos crèmes. L'application d'un masque va être beaucoup plus concentré que votre crème de jour et va donc pénétrer plus en profondeur.

Si leur peau est sensible, attention ! :

- Les peaux sensibles sont fragiles, elles ne supportent pas n'importe quels produits. Natacha Letendre utilise à l'institut des produits comportant une association d'huiles essentielles de rose, néroli et camomille, complétée par les effets apaisants de l'extrait de Kudzu, l'effet tonique de l'extrait de saule blanc et l'effet protecteur de l'huile de pépin de raisin enrichie au beurre de Karité.
- Pour **nettoyer la peau** sans la léser elle utilise une eau démaquillante très douce composée d'huiles essentielles de camomille et d'eaux essentielles de rose.
- **Pour la nuit,** elle conseille un baume plus riche comportant des huiles essentielles de rose, néroli et de camomille auxquelles s'ajoutent les huiles végétales d'amande et de cassis.

Le masque, réservé aux soins professionnels, car très concentré, va permettre :

– d'apaiser,
– décongestionner,
– adoucir,

les peaux les plus sensibles.

SOINS DU CORPS

- **Un modelage activateur de la circulation sanguine**

Les manœuvres de friction revigorantes et stimulantes pour activer la circulation sanguine et faire circuler les énergies. Une huile de massage à base de sarriette et de citron appliquée au moyen d'une gestuelle très vive qui stimule la microcirculation et favorise les échanges énergétiques de la peau. Une action ciblée sur les problèmes circulatoires.

- **Un modelage détoxifiant**

Des pompages drainants pour cibler, traquer les rondeurs et désengorger les tissus. Une huile à base d'huiles essentielles de basilic et de pamplemousse pour aider à drainer et éliminer les toxines, l'accumulation d'eau et de graisses. Une action ciblée sur les zones les plus engorgées.

- **Un modelage tonifiant**
  Des tapotements tonifiants et revitalisants pour aider à lisser et à raffermir la peau. Une huile à base de rose et de *lemongrass* pour aider à tonifier et à restaurer la fermeté des tissus. Une action ciblée sur les zones les plus charnues.

- **Un enveloppement pour activer la circulation sanguine**
  Cet enveloppement après des manœuvres de friction va stimuler la circulation sanguine, délasser et rafraîchir.

- **Un enveloppement tonifiant**
  La douceur et le confort de cet enveloppement gorgé d'actifs hydratants, raffermissants et anti-âge pour retrouver une peau lisse et tonifiée.

- **Un enveloppement détoxifiant**
  L'action bienfaisante d'un enveloppement pour affiner le corps en drainant les toxines, les accumulations d'eau et de graisses.

Les soins de physiothérapie des Cachectique

La meilleure chose qu'on puisse conseiller à un Cachectique est de se limiter aux soins et à la cosmétologie, et d'essayer dans un premier temps de bien supplémenter son alimentation pour maintenir un bon équilibre métabolique. L'étape témoin du retour à un état de santé satisfaisant sera atteinte quand on obtiendra une silhouette Ascétique, dont on pourra d'ailleurs se satisfaire.

On ne peut hélas pas être Cachectique et en excellente santé leurs mécanismes de défense sont en effet plus que précaires, leurs réserves d'énergie étant réduites quasiment à néant.

Les Galilée

Celles et ceux qui me connaissent savent que je ne termine jamais mes consultations sur une note triste ou pessimiste, mais par le meilleur de la Chrono-nutrition : les repas de fête.

C'est pour cela que j'ai choisi de terminer la liste des morphotypes par le plus beau, afin de ne pas vous laisser sur le tableau désolant des **Cachectique,** en concluant par quelques mots sur un sujet sans aucun doute plus agréable à explorer : le morphotype **Galilée.**

Et surtout pour répondre à la question que vous allez vous poser quand vous aurez ramené votre poids et votre silhouette à de bonnes proportions : **comment devenir et surtout rester à vie un parfait Galilée ?**

Par définition les Galilée mangent bien, dans tous les sens du terme, sachant joindre l'utile à l'agréable à chaque repas et mettant dans leur assiette **les bonnes proportions des bons aliments, au bon moment.**

Quand vous serez devenus Galilée, ou presque, il ne s'agira donc plus pour vous de continuer à suivre les conseils destinés à vous sortir de votre ancien morphotype, mais d'appliquer au quotidien **le programme naturel de la Chrono-nutrition tel qu'il est indiqué p. 32.**

Mais attention, si vous ne respectez pas à la lettre la Chrono-nutrition correspondant à votre hauteur et votre activité, vous aurez droit au retour à la case départ à plus ou moins brève échéance.

Et n'oubliez pas de maintenir votre corps et votre cerveau en parfait état en suivant les conseils de mise en beauté qui concluent ce chapitre comme tous les autres, précédés bien sûr du petit cadeau de quatre recettes choisies parmi plus de 700, toutes élaborées sous ma direction par Guylène, mon épouse.

Tartines de brillat-savarin à la maniguette

Pour 2 personnes

Préparation : 5 min

INGRÉDIENTS

1 brillat-savarin de 200 g
1 moulin de maniguette
2 fois 1/3 de baguette

• Couper chaque tiers de baguette en 2 tranches dans le sens de la longueur.
• Tartiner soigneusement chaque tranche avec 1/4 du brillat-savarin, sans enlever la peau.
• Mouliner très largement la maniguette sur chaque tranche qu'on mangera séparément ou qu'on mettra en deux sandwichs, ce qui marie mieux la saveur du fromage et le parfum de la maniguette.

Bon à savoir

Le brillat-savarin contenant 75 % de matière grasse, le beurre sera donc tout à fait inutile.
La maniguette est du poivre de Guinée, appelé également « graine de paradis » que l'on trouve dans les grandes surfaces. Il est indispensable pour relever le goût de ces tartines.

Les quantités sont calculées pour une personne mesurant 1,70 m, ayant un métier actif.

Lapin au pain d'épices

Pour 2 personnes

Préparation : 10 min
Cuisson : 50 min

INGRÉDIENTS

580 à 600 g de râble de lapin en morceaux
60 g de pain d'épices
1 oignon
1 échalote
1 gousse d'ail pelée
1 cuil. à soupe de farine
25 cl de bière rousse
25 cl d'eau chaude
1 cuil. à soupe de fond de volaille
3 cuil. à soupe d'huile d'olive
1 bouquet garni
Sel, poivre du moulin

- Émincer l'oignon, hacher l'échalote.
- Dans une cocotte, faire chauffer l'huile, puis quand elle est chaude faire dorer les morceaux de râble, puis les enlever et les remplacer par l'oignon et l'échalote.
- Dès qu'ils deviennent transparents, y rajouter les morceaux de râble, saupoudrer de farine puis verser dessus la bière, l'eau chaude, 1 cuil. de fond de volaille et la gousse d'ail.
- Saler, poivrer et ajouter le bouquet garni, couvrir et faire mijoter 20 min.
- Couper le pain d'épices en dés.
- Ajouter le pain d'épices en le recouvrant de sauce et laisser mijoter doucement à nouveau 20 min environ jusqu'à ce qu'il se fonde en une sauce onctueuse.

Accompagnement

4 cuillerées à soupe bien pleines de coquillettes par personne.

Bon à savoir

Le lapin est la plus légère des viandes et la moins grasse... s'il s'agit d'un lapin de garenne. Vous pouvez donc sans problème réaliser cette recette pour le soir, à condition de diviser les quantités par deux et de remplacer les pâtes par une belle endive braisée par personne.

Les quantités sont calculées pour une personne mesurant 1,70 m, ayant un métier actif.

Papillotes de fruits exotiques aux épices

Pour 2 personnes

Préparation : 10 min
Cuisson : 2 ou 8 min

INGRÉDIENTS

- **2 tranches d'ananas au sirop**
- **100 g de papaye au sirop**
- **1 banane**
- **1 cuil. à soupe de menthe ciselée**
- **1/2 citron (jus)**
- **5 cl de lait de coco**
- **1/2 cuil. à café rase de poivre du Sichuan**
- **1/2 cuil. à café rase de cannelle en poudre**
- **1/2 cuil. à café rase de cumin en poudre**

• Dans un bol, mélanger le lait de coco, la menthe ciselée et les épices.
• Éplucher la banane et la couper en rondelles. Arroser de jus de citron.
• Égoutter les fruits au sirop, couper les tranches d'ananas en dés.
• Sur 2 rectangles de papier sulfurisé, répartir les fruits, les napper de lait aux épices, refermer les papillotes et les enfourner 2 min au micro-ondes ou 8 min à 200 °C (th. 6) au four traditionnel.
• Servir tiède.

Bon à savoir

Cette recette est interdite aux diabétiques.

Les quantités sont calculées pour une personne mesurant 1,70 m, ayant un métier actif.

Poivronnade de queue de lotte

Pour 1 personne

Préparation : 5 min
Cuisson : 15 min

INGRÉDIENTS

300 g de lotte
2 échalotes
2 oignons
20 cl de lait de coco
2 gousses d'ail
2 cuil. à soupe d'huile d'olive
1 cuil. à soupe de gingembre
1 cuil. à soupe de cumin en graines
1/2 cuil. à café de cannelle en poudre
1 cuil. à café de cardamome
1 cuil. à café de coriandre en poudre
2 clous de girofle
1 noix de beurre
Sel, poivre du moulin

- Éplucher et émincer finement les oignons et échalotes, et éplucher l'ail.
- Dans une sauteuse antiadhésive faire chauffer l'huile d'olive à feu modéré.
- Quand l'huile est chaude, y faire revenir les oignons et les échalotes.
- Quand ils sont transparents ajouter l'ail pressé, les épices, 20 cl de lait de coco et 10 cl d'eau. Saler et poivrer.
- Couvrir et laisser cuire doucement pendant 10 min.
- Couper la lotte en tronçons de 5 cm.
- Dans une poêle, faire chauffer une noix de beurre.
- Quand celui-ci est bien chaud, y poser les tronçons de lotte.
- Saler et poivrer.
- Laisser cuire à feu vif jusqu'à ce que l'eau rejetée par la lotte soit évaporée.
- Ajouter la sauce et servir dès que le plat sera suffisamment chaud.

Accompagnement

Servir ce plat avec des tomates.

Les quantités sont calculées pour une personne mesurant 1,70 m, ayant un métier actif.

Les conseils de complémentation alimentaire et de soins qui vont suivre sont certes fort utiles, mais ne sont bien entendu pas obligatoires *et ne peuvent contenir que des généralités, dans la mesure où les conseils précis devront tenir compte de tous vos paramètres personnels (hauteur, activité, rythme de vie, antécédents médicaux éventuels).*

Ils vous permettront d'ajouter un plus à votre démarche vers la beauté, que vous pourrez compléter également en sollicitant mes conseils et ceux de mes collaborateurs sur :

www.alaindelabos.com : site de conseils pour l'alimentation au quotidien ;

www.la-chrono-nutrition.fr : site de conseils médicalisés pour la gestion des cas particuliers et des troubles métaboliques.

Les compléments alimentaires des Galilée

Les heureux Galilée feront ce qu'ils veulent, leur alimentation étant au top... Mais il peut leur venir l'envie de se muscler un peu plus.

Rien ne les empêchera dans ce cas d'aller pêcher des idées du côté des Athlétique !

Par ailleurs, si, par manque de temps ou pour toute autre raison, vous avez mangé de manière insuffisante (en qualité et/ou quantité) ou que vous avez sauté un repas, vous devrez compenser ce manque. Les compléments varieront en fonction de la situation :

– si vous n'avez pas pu manger assez de viande à midi : **1 sachet protéiné** en dessert ou au goûter ;

– si vous ne mangez pas de poisson le soir : **des oméga 3 ;**

– si vous ne prenez pas de fruit au goûter : **un complexe polyvitaminé ;**

– après le sport : **des antioxydants ;**

– si vous ne prenez pas de fibres : **des pré et probiotiques.**

La cosmétologie des Galilée

SOINS DU VISAGE

S'ils ont la peau sèche :

- **une crème démaquillante** qui va permettre de démaquiller et nettoyer les peaux les plus sèches grâce aux huiles essentielles (angélique et géranium), suivie d'une lotion tonifiante pour réveiller l'éclat de la peau ;
- **une crème de jour** qui va permettre d'apaiser. Elle va être anti-irritante, hydratante et réparatrice des zones fragiles et irritables. Elle va prévenir et calmer les manifestations des sécheresses associées à une irritation et protéger son « capital-eau » ;
- **un baume de nuit** très nourrissant à base d'huiles essentielles d'angélique et d'huile d'avocat pour un traitement nutritif intensif.

Une fois par semaine : un gommage et un masque nourrissant seront nécessaires pour éliminer les cellules mortes qui obstruent le passage des principes actifs hydratants et nourrissants de vos crèmes. L'application d'un masque va être beaucoup plus concentré que votre crème de jour et va donc pénétrer plus en profondeur.

S'ils ont la peau fatiguée :

- **Le nettoyage et démaquillage** d'une peau fatiguée doit se porter essentiellement sur une action stimulante et préparer celle-ci à des soins réparateurs. Un lait démaquillant suivi d'une lotion tonique seront les plus indiqués, par exemple une lotion tonifiante composée d'huiles essentielles de lavande et de petit grain associées à des eaux essentielles d'orange et tilleul ;
- **une crème de jour** va réveiller l'éclat de la peau ;

- **un baume de nuit** réparateur comportant des huiles essen tielles ainsi que des huiles végétales d'avocat et de noisette qui va adoucir, protéger et illuminer le teint.

Des soins complémentaires essentiels sont à préconiser, sous forme **de cures de sérum liftant ou lissant,** au choix, **plusieurs fois par an,** en complément des crèmes habituelles. Un soin spécifique pour le contour des yeux, zone qui trahit parfois de façon très marquée les carences en protéines animales dans l'alimentation.

Dans le cas des peaux fatiguées il faudra réduire la fréquence des gommages à **une fois tous les quinze jours** pour laisser à la peau le temps de se régénérer à l'aide de crèmes « coup d'éclat » appliquées matin et soir. On les complétera par un masque nettoyant à l'argile et aux herbes.

Natacha Letendre enseigne pour cela à ses clientes de l'institut de beauté comment pratiquer l'automodelage de leur visage, afin de stimuler les fonctions réparatrices de leurs tissus superficiels et sous cutanés en favorisant l'oxygénation cellulaire, les pressions provoquant une stimulation de l'afflux sanguin, donc un meilleur apport des micronutriments cellulaires.

C'est un moment idéal pour lutter contre la formation des rides et ridules liées au relâchement des tissus, grâce aux crèmes lissantes comportant différentes huiles essentielles suivant votre type de peau. Grâce aux pressions, les principes actifs qu'elles contiennent seront mieux véhiculés vers toutes les cellules.

S'ils ont la peau grasse :

- **Pour nettoyer leur visage** il faudra appliquer un lait ou un gel démaquillant moussant qui va nettoyer efficacement les peaux mixtes et grasses tout en enlevant toutes les traces de poussières et de pollution qui obstruent les pores de la peau et qui peuvent provoquer des comédons ou boutons ;
- **Une crème de jour** ou un fluide matifiant afin de rétablir la qualité du sébum et éviter l'hyper séborrhée et l'hyper

kératinisation. Ses actifs vont limiter la prolifération des micro-organismes responsables des imperfections, y compris ceux résistants. Elle va rétablir l'hydratation et garantir une peau nette et purifiée ;

- Pratiquer une fois par semaine **un gommage** qui va permettre de nettoyer et purifier les peaux grasses à problèmes, éliminer les cellules mortes et les impuretés et favoriser le renouvellement cellulaire. Suivi d'un masque à l'argile et à l'huile essentielle d'ylang-ylang qui va permettre de purifier en profondeur la peau ;
- **Un baume de nuit** purifiant mais également hydratant va permettre de réparer les lésions dues aux petits boutons.

S'ils ont la peau sensible :

- Les peaux sensibles sont fragiles, elles ne supportent pas n'importe quels produits. Natacha Letendre utilise à l'institut des produits comportant une association d'huiles essentielles de rose, néroli et camomille, complétée par les effets apaisants de l'extrait de kudzu, l'effet tonique de l'extrait de saule blanc et l'effet protecteur de l'huile de pépin de raisin enrichie au beurre de karité.
- Pour **nettoyer la peau** sans la léser elle utilise une eau démaquillante très douce composée d'huiles essentielles de camomille et d'eaux essentielles de rose.
- **Pour la nuit,** elle conseille un baume plus riche comportant des huiles essentielles de rose, néroli et de camomille auxquelles s'ajoutent les huiles végétales d'amande et de cassis.

Le masque, réservé aux soins professionnels, car très concentré, va permettre :

– d'apaiser,
– décongestionner,
– adoucir,

les peaux les plus sensibles.

SOINS DU CORPS

Pour une peau douce, souple et lisse, il existe des produits cosmétiques raffermissants et hydratants sous forme de crème, gel ou lotion. On les utilise pour le corps, le buste et les jambes.

- Pour le corps entier on utilisera en application quotidienne : une émulsion douce et légère immédiatement absorbée par la peau et composée de divers extraits végétaux, d'agents hydratants et raffermissants ainsi que d'acides de fruits qui exfolient doucement la couche supérieure de l'épiderme.

La peau est nourrie et sa texture affinée. Une utilisation quotidienne est préconisée afin d'améliorer la circulation sanguine, de stimuler le renouvellement cellulaire et de raffermir la peau. Après application, celle-ci est immédiatement rafraîchie, soyeuse et lisse. Grâce à leurs vertus apaisantes, rafraîchissantes, adoucissantes et relaxantes, les produits raffermissants pour le corps peuvent également être utilisés comme soin après-soleil. Il conviendra de les appliquer généreusement par massage léger avec le bout des doigts, et en partant des extrémités du corps vers le centre.

- Pour le buste on utilisera le gel buste tenseur composé d'huiles essentielles.

Son utilisation rendra la peau douce, souple et lisse, grâce à son action revitalisante, raffermissante, rafraîchissante et lui permettra de conserver ou retrouver un niveau optimal d'hydratation, de confort et de fermeté.

Le gel s'appliquera en légère couche sur le buste, après la douche. On la fera pénétrer par un léger massage circulaire en remontant de la base des seins jusqu'au cou.

- **Pour les jambes :**

Un gel facile à appliquer, qui provoquera immédiatement une sensation de fraîcheur, grâce à la présence de menthol.

Ce gel va soulager immédiatement la sensation de jambes lourdes et fatiguées grâce aux eaux florales d'hamamelis et arnica. Il va tonifier et vivifier grâce au menthol et au camphre.

Conseil application : appliquer doucement sur les jambes de bas en haut, le matin de préférence. Ce gel pénétrera rapidement et laissera à la surface de la peau un film imperceptible qui empêchera la déshydratation. Avantage certain : il est non gras.

Après une grosse séance de sport, un enveloppement pour vous détendre et des modelages pour assouplir vos muscles. Il est vrai que c'est un vrai bonheur... on ferait du sport rien que pour ça !

Il s'agit essentiellement d'enveloppements :

- **Relaxant :** divine sensation de cocon doux et chaud pour se relaxer, se sentir bien, en un mot être zen.

- **Activant la circulation sanguine :** un modelage friction suivi d'un enveloppement pour *booster* la circulation sanguine et améliorer les échanges cutanés.

- **Détoxifiant :** l'action bienfaisante d'un enveloppement pour affiner le corps en drainant les toxines, les accumulations d'eau et de graisses.

- **Tonifiant :** la douceur et le confort d'un enveloppement gorgé d'actifs hydratants, raffermissants et anti-âge pour retrouver une peau lisse et tonifiée.

Et des modelages :

- **Pour la circulation sanguine :** un modelage friction revigorant et stimulant pour activer la circulation sanguine et faire circuler les énergies. Une huile de modelage à base de sarriette et de citron appliquée au moyen d'une gestuelle très vive qui stimule la microcirculation et favorise les échanges énergétiques de la peau. Une action ciblée sur les problèmes circulatoires.
- **Tonifiant :** des tapotements tonifiants et revitalisants pour aider à lisser et à raffermir la peau. Une huile à base de rose et de *lemongrass* pour aider à tonifier et à restaurer la fermeté des tissus.

- **Relaxant :** des effleurages relaxants, associés à des mouvements qui bercent le corps, avec un baume de modelage à base d'huile de macadamia, de karité par exemple des huiles essentielles de bois de santal ou de lavande pour la relaxation. Ce soin vous apportera bien-être, décontraction et vous libérera des tensions.

Les soins de physiothérapie des Galilée

Après le sport on se livrera avec délice, comme les Athlétique et les Schwartzy, aux bienfaits d'une physiothérapie relaxante autant que défatigante et réparatrice.

- **La baignoire à hydrofusion**

Ce sont des soins pratiqués dans une baignoire soit à bulles soit hydromassante. Ce sont des moments de relaxation extrême. Les jets massants ou les microbulles provoquent une détente musculaire mais également une détente de l'esprit. Ces bains sont souvent associés avec des huiles essentielles suivant l'effet que l'on veut obtenir.

Conclusion

Comme vous avez pu le constater en me lisant rien n'est plus facile que de maîtriser parfaitement son poids et ses formes... si on consent à m'écouter !

***Mincir sur mesure* était destiné à comprendre comment réorganiser son alimentation. *Mincir en beauté* va plus loin et vous permettra de maîtriser mieux encore votre corps et de le mener avec autant de joie que de facilité vers cette minceur dont vous rêvez.**

Cependant, si vous voulez que votre démarche soit pleinement réussie, il ne suffira pas de vouloir mincir. Il faudra accepter de changer définitivement un style de vie responsable d'une silhouette qui vous déplaît. Cela impliquera de modifier vos habitudes, d'abandonner vos petites manies, de corriger vos erreurs nutritionnelles et plus encore d'adopter à tout jamais un autre style de vie.

L'essentiel sera de suivre le programme de réorganisation alimentaire correspondant à votre morphotype de départ, puis de revenir à la journée type afin de stabiliser votre poids et vos formes définitivement.

Il vous suffira pour cela de vous imprégner de ces nouvelles habitudes jusqu'à les rendre si naturelles que tous les poncifs de la diététique, tous les régimes et surtout tous les aliments volontairement trafiqués dans le but de vous faire maigrir vous paraîtront autant de mauvais chemins à éviter.

Si vous avez honnêtement joué le jeu, vous pourrez apprécier en prime la qualité de votre sommeil, contrastant avec l'énergie déployée sans peine dans la journée.

À cela, s'ajoutera le délicieux sentiment d'avoir faim au bon moment et de pouvoir contenter votre appétit sans remords ni regrets, et plus encore la certitude d'avoir acquis le pouvoir de maîtriser votre corps... sans avoir à maîtriser vos nerfs !

Vous vous apporterez ainsi à vous-même la preuve qu'on peut, en adoptant cet art de vivre, accéder à la sérénité autant qu'à la beauté.

C'est là le but essentiel de mon métier... et le pari tenu de ma philosophie.

IREN'S
INSTITUT DE RECHERCHE EUROPÉEN SUR LA NUTRITION ET LA SANTÉ

L'origine de l'IREN'S

L'institut est le résultat d'une complémentarité entre six personnes dont le trait de caractère commun est l'esprit de recherche et le trait d'union intellectuel la nutrition, chacune traçant sa voie dans une direction précise, mais les unes et les autres échangeant régulièrement entre elles les résultats de leurs découvertes et de leurs conclusions.

C'est ainsi que le professeur Rapin, chercheur en pharmacologie, permet en 1994 au docteur Delabos, médecin nutritionniste, de valider scientifiquement son expérience clinique de la *Rééducation alimentaire naturelle.*

C'est également grâce au professeur Rapin que le docteur Curtay, nutrithérapeute, les rejoint, ainsi que le docteur Jamot, expert en gérontologie.

Amicalement sollicité, le docteur Simonin, épidémiologiste, accepte de s'impliquer dans la voie de recherches communes, et le docteur Tapiero, nutritionniste associé depuis deux ans au docteur Delabos, vient compléter l'équipe en apportant son expérience de la communication.

Ainsi sera créé l'IREN en 1996.

Le temps passe et l'IREN se renouvelle et s'agrandit, pour devenir en 2009 l'**IREN'S**, **Institut de Recherche Européen sur la Nutrition et la Santé**, accueillant dans ses rangs de nouveaux chercheurs, d'autres se retirant pour profiter d'une retraite bien méritée, ou trop occupés par leur secteur personnel d'activité.

Des premiers membres fondateurs il reste la vieille garde :
– **Docteur Robert Caduc,** président ;
– **Docteur Alain Delabos,** trésorier, directeur des recherches cliniques ;
– **Docteur Jean-Claude Jamot,** directeur des recherches en gérontologie ;
– **Professeur Jean-Robert Rapin,** conseiller scientifique.

À laquelle viennent s'ajouter :
– **Docteu Jean-Pierre Campagne, directeur des recherches en micro-nutrition ;**
– **Docteur Sébastien Delabos,** secrétaire ;
– **Docteur Claude Munini,** vice-présidente ;
– **Docteur Ronald Virag ;**
– **Docteur Yann Rougier.**

Et auxquels donnent assistance et conseils deux juristes :
– **Maître Didier Popiela ;**
– **Maître Alexis Zaïtra.**

L'institut a pour objet :

- L'étude expérimentale des aliments et de leurs effets thérapeutiques ou nocifs sur l'être humain.

- L'exploration des désordres biologiques créés par des carences, des excès ou des déviations alimentaires.

- Les études de recherches cliniques permettant le dépistage et la caractérisation des facteurs de risque liés aux anomalies nutritionnelles.

- Les études et les enquêtes épidémiologiques des problèmes de la nutrition sous leurs aspects psychologiques et thérapeutiques.

- La recherche et l'étude de la somatisation sur les comportements alimentaires.

- La recherche sur les médicaments susceptibles de contribuer à la maîtrise et à la correction des anomalies d'origine organique ou psychosomatique.

- La validation des protocoles d'examens cliniques qui permettent d'évaluer la nature et l'évolution des anomalies morphologiques.

Adresse de l'IREN'S en France :

3, rue de la Pie, 76000 Rouen
Téléphone (centralisé) : 02 35 73 09 23.

Docteur Alain Delabos
Docteur en médecine,
Nutritionniste,
Directeur du département de recherches cliniques de l'IREN'S.

Médecin clinicien de formation, il étudie depuis 1986 les manifestations cliniques des erreurs nutritionnelles, ce qui lui a permis, au bout de huit années d'observations sur plus de 20 000 patients, de définir les règles de la *Morpho-nutrition*. Cette méthode révolutionnaire d'évaluation visuelle des habitudes alimentaires lui permet ainsi de diagnostiquer, par l'examen clinique, les excès ou les carences en stockages nutritionnels.
Parallèlement, il définit les règles de la Chrono-nutrition et contacte le professeur Rapin, avec lequel il a déjà collaboré à des travaux sur le vieillissement cérébral, afin de savoir si ses découvertes fondées sur l'observation clinique peuvent être validées scientifiquement.
Il se révèle que, au programme de nutrition proposé par le clinicien, correspondent des libérations d'enzymes et d'hormones vérifiées par les scientifiques, permettant ainsi de confirmer l'existence d'une *chrono-biologie nutritionnelle*.
Ces recherches parallèles et leur indiscutable complémentarité incitent le professeur Rapin à proposer au docteur Delabos la création d'un institut de recherche. C'est ainsi qu'est né l'IREN (devenu IREN'S en 2009). **Parallèlement à la direction du département de recherches cliniques de l'IREN'S, il a été pendant 7 ans chargé de cours à l'université de Bourgogne, et dirige maintenant à Rouen sa propre école de Chrono-nutrition afin de faire connaître et d'enseigner à ses confrères français et étrangers les bases de la Chrono-nutrition et de la Morpho-nutrition.**

Docteur Jean-Pierre Campagne
Ancien interne des Hôpitaux,
Attaché à l'Hôpital de la Croix-Saint-Simon.

Rhumatologue installé depuis 16 ans à Paris, le Docteur Jean-Pierre Campagne, après avoir obtenu de nombreux diplômes universitaires dans les domaines des pathologies liées à la rhumatologie (notamment du sport), complète son important cursus par des formations diplômantes dans les domaines de l'alimentation, la santé et la micronutrition, les nutraceutiques, alicaments et aliments de santé.

Attaché au service de rhumatologie et médecine interne de l'hôpital de la Croix-Saint-Simon depuis 16 ans, dont on connaît l'expertise dans les problèmes d'infections ostéoarticulaires après gestes invasifs ou pose de prothèse, il est également membre de l'APR (Association Paris Rhumato) et de l'association des rhumatologues, ainsi que membre du conseil de rédaction du périodique Abstract Nutrithérapie.

Docteur Sébastien Delabos
Ancien interne des Hôpitaux de Rouen,
Ancien attaché des Hôpitaux de Rouen.

Médecin généraliste de formation, clinicien, il a d'abord suivi une formation d'urgentiste puis décidé de rejoindre son père après une formation universitaire en aliments et nutraceutique.
Il exerce actuellement à ses côtés au sein de leur cabinet de ville et assure le secrétariat de l'IREN'S.

Où trouver les compléments alimentaires

Le complexe polyvitaminé

Il s'agit d'un complément nutritionnel comportant des vitamines liposolubles, des vitamines hydrosolubles et des oligo-éléments en justes proportions.

En vente à l'institut Chrono Mince, ou par correspondance, sous différentes marques :

- Vitamines Chrono-Vita+ (Chrono Mince)
  http://biochrono.free.fr
  www.chrono-mince.com – Tél. : 02 35 89 00 18
- Vitamines Chrono-Vitamine (Chrono-nutrition Technologies)
  www.complement-regime.com/chronoselling.php

Pour la vente par correspondance :
Plateforme clients – Tél. : 02 32 77 28 30

Les protéines

Il s'agit :

– de gélules d'extrait de griffonia ,

et

– d'une barre protéinée riche en tryptophane (acide aminé essentiel, précurseur de la sérotonine), régulateur de la satiété, de l'humeur et du sommeil ;

– ou d'une préparation instantanée pour boisson hyperprotidique, riche en tryptophane. Ces protéines en poudre (goût salé ou sucré) sont vendues en sachets ou en pots. 1 dose correspond à

1 sachet ou à 2 mesures rases (soit 25 g) que l'on dilue dans un verre d'eau.

En vente à l'Institut Chrono Mince, ou par correspondance, sous différentes marques :

– Gélules Griffo-Mince et Griffo-Mince+ (Chrono Mince)

– Chrono-barres protéinées et Chrono-Protéines en sachets (Chrono Mince)

http://biochrono.free.fr

www.chrono-mince.com – Tél. : 02 35 89 00 18

– Chrono-barres protéinées et Chrono-Protéines en sachets (Chrono-nutrition Technologies)

www.complement-regime.com/chronoselling.php

Pour la vente par correspondance :

Plateforme clients – Tél. : 02 32 77 28 30

Ces différents produits peuvent également se trouver dans certaines pharmacies.

Table des recettes

Table des matières

Évaluez votre morphotype / 57

Les morphotypes / 83

Conception graphique : Stéphanie Le Bihan
Illustration p. 65 : Marie Delabos

Composition IGS-CP
Impression CPI Bussière, septembre 2010
à Saint-Amand-Montrond (Cher)
Editions Albin Michel
22, rue Huyghens, 75014 Paris
www.albin-michel.fr

ISBN : 978-2-226-18757-4
N° d'édition : 13200/13. – N° d'impression : 102533/4.
Dépôt légal : mai 2009.
Imprimé en France.